贏得十倍存活率的癌症真相

如果不是那一次檢查，
[illegible]已不在人世

十大名醫聯手
超前攔截癌症

依姓氏筆畫排序

林肇堂 中國醫藥大學附設醫院消化醫學中心院長
邱文祥 亞洲泌尿外科醫學會祕書長
陳昭旭 台大醫院皮膚部皮膚保健及外科主任
陳晉興 台大癌醫中心分院副院長
陳瑞裕 台北榮民總醫院外科部甲狀腺醫學中心主任
康仲然 林口長庚醫院頭頸部腫瘤科主任
黃俊升 台大醫院外科部主任
楊培銘 肝病防治學術基金會總執行長
賴瓊慧 林口長庚醫院副院長
饒樹文 三軍總醫院大腸直腸外科主治醫師

——合著

黃亞琪／主筆

目錄

PART 2

十大名醫暖心相談室

PART 3

盤點癌症治療新法

PART 4

與癌症共存的新生活指南 211

【推薦序】

早期篩檢爭取治療先機

陳建仁
中研院士、中華民國第十四任副總統

我在二〇〇九年做例行健康檢查的時候，發現了左下肺葉有微小結節，而在二〇一四年進行更精確的肺部低劑量電腦斷層篩檢，發現左下肺葉有一個〇．九公分的毛玻璃狀結節、右上肺葉有一個〇．四公分的細小實心結節。當時，我聽從楊泮池院長和陳晉興教授的建議，決定開刀切除左下肺葉的結節。經過確診是肺腺癌前期，右上肺葉的結節到現在都無明顯變化。

早期的肺腫瘤在微創手術處理後，三天就能出院，恢復日常生活，沒有想像中那麼可怕。我在接受微創手術後的第四天，就回到中央研究院上班。大多數早期的肺癌病人，都沒有任何症狀，等到有了咳嗽或者呼吸窘迫等肺癌症狀的時候，七五％已經有了近端或者遠端轉移。早期篩檢是非常重要的肺癌防治對策。

吸菸是肺癌最重要的危險因子，但台灣有一半以上的患者沒有抽菸習慣，我也是其中之一。台灣成人的吸菸率二十年來，已經從二九％降到一五％，按理來說，肺癌發生率也要隨之下降才對，結果卻是一路攀升，特別是肺腺癌，這讓我們合理懷疑，室內外的空氣汙染，包括細懸浮微粒PM2.5、廚房油煙，還有石棉粉塵等，都是我們的健康殺手。

台灣的肺癌第四期五年存活率只有八％，是十大癌症當中存活率最低的。高達五九．五％的肺癌，發現時已經是第四期，第一期發現的比率只占兩成；但是在日本，三七％肺癌發現時是第一期，第四期只有二九％，相較之下，台灣人似乎比較缺乏早期檢查的觀念和警覺。事實上，零期的十大癌症五年存活率多半將近九九％。

我誠摯希望國人要有正確的認知，適當使用合適的篩檢方法，善用國家提供的篩檢資源，早期發現癌症，不要拖到末期才診斷出來，就能減少對癌症的恐懼。這本書邀請了十大名醫說明十大癌症的篩檢對策，針對癌症的早期診治提供重要資訊，很值得一讀。

我希望心靈的平安和身體的健康，常與每一位國人同在。

【前言】

我從癌症陰影中看到希望

面對癌症，只能聽天由命？

或說等到被宣判的一天嗎？

其實，「超前部署」也是一種戰略！

在醫療不斷與時俱進的今日，癌症早已從「聞癌色變」，轉換新觀念到「與癌共舞」的新境界。身處二十一世紀的你我，遇上了癌症治療理念實踐翻轉的「最佳時機」，從「發現尋找」「消滅」轉移到「控制」的重大轉變，迥異於過去鮮少提早警覺身體也需要定期檢查、保養，等到發現時已經落入第三、第四期的困局，只有一心想要「除癌務盡」的觀念；提倡早期篩檢也讓存活率也大幅提升。

令人玩味的是，當全世界因新冠疫情在二〇二〇年按下暫停鍵，台灣因防疫得宜有福氣獲得一年的喘息空間。無奈，危機總在不經意處見縫插針，二〇二一年五月十五日，破口出現，導致疫情警戒提升至三級。頓時，台灣街道從北至南，原本的喧囂不見了，取而代之的是一片靜寂，我們，也被這株病毒定格了生活。

是一種映照、一種省思、也是一種福分的珍貴與珍惜。

這本書的起點恰好在五月十五日前幾天，在三級警戒期間爬梳資料與經過層層關卡才得以進入醫院採訪的過程中，癌症「關鍵詞」一一浮現腦海。我的中學時代有七位閨密，升學各分東西；進入社會工作不久，偶然的一天下午我接到電話，才知道其中一位朋友不過新婚一年，卻檢查出罹患了第三期乳癌，經過半年化療、追蹤，終究因為轉移而遞延至第四期。

探望時，她總以笑容面對老友們，但我始終忘不了的是，曾經是我們之中最愛美的她，一頭烏黑長髮不見了，化療致使她不斷掉髮，乾脆剃成光頭的樣子。最後，她還是到天上當天使了。距離她的告別式不到兩個月，另一位許久不見的七個髮小之一，人找到了，獲知的消息不是她生動靈活的精彩生活，而是罹患乳癌離世了！

年少無知，聽聞死亡，震驚之外，總感覺離我們很遠；步入中壯年，才驚覺原來近在身旁，只是因為忙碌的我們選擇「遺忘」。

再度被提醒，是一位職場認識的朋友，二〇二〇年底發現乳癌腫塊，相約吃飯時才知道她今年的大年初五開始化療療程。幸運的是，她告訴我因為自己有家族史，平常注意、固定健檢，所以提早發現，才第一期。再度通電話時，手機那頭的她已經恢復工作，正在公園運動以祛除療程帶來的疲倦感。

陸陸續續聽聞周邊朋友「與癌為友」，更遑論每天在報章雜誌上看見許多名人罹患癌症的突然。危險因子增加，以至於我們身上的免疫力更加勤勞運作，觸動癌症細胞開關頻率變多了，加上壽命延長，癌症逐漸成了慢性病。

根據大量死亡解剖資料顯示，四十至五十歲中約有四成婦女身上有乳房腫瘤，逼近五成的六十至七十歲的男性身上有攝護腺癌症。這些腫塊沒有擴散，更沒有出現任何臨床症狀。如果他們在死亡前就檢查出來，或許存活於世的時間可能更長。當然，這個選擇操之在己。

數字是一種提醒，而非讓你我產生恐懼。根據統計，肺癌、胃癌等癌症，一旦發現多屬於中晚期；但衛福部國民健康署資料顯示，國人十大癌症早期發現五年存活率[1]達八成以上，若是到了末期，存活率大幅下降剩下一〇%至二〇%，其中，乳癌、肺癌和子宮體癌症，第一期早期發現，五年存活率都在九五%以上，甚至百分百可消除阻斷，落差在十倍之間。

三十九年，是癌症位居國人死亡率冠軍寶座之位的時間，地位屹立不

1 五年存活率（five-year survival rate），是指癌症確診後計算預後的情況，代表經過治療後，存活超過五年者再復發機率微乎其微。「五年存活率為九〇%」，是根據過去統計資料，在一群病況雷同病人中，有九〇%的人罹病五年後仍然活著，其中癌症治癒成功，也有些人帶病存活。可以簡單認知為：「我發現癌症後能活五年以上的機會。」

搖。其實世界衛生組織早就指出：「癌症三分之一可以預防，三分之一可以早期發現，三分之一是可以治癒的。癌症控制的出路在於預防。」而且，不要因為「諱疾」，定期體檢、早期發現，也才真正體現了「預防勝於治療」這句話的真義，而非僅是停留在口號階段。

早期檢測、早期發現，是一種「超前部署」的概念，而不是恐嚇一定會得到癌症。採訪過程中令我印象最為深刻的是，許多醫生擔心疫情延誤病人回診的同時，也不忘提醒，其實癌症不可怕，遺憾往往是因為恐懼而造成。

然而，這是一場與時間的競速。癌症細胞的頑強在於，一個正常細胞變異成癌症細胞有時需要五至十五年，甚至更長時間，一旦變異後增長繁殖速度就是等倍加速，而且癌症細胞增長到一定程度，就會從血管、淋巴向其他臟器轉移。簡單說，也就是失去早期發現、早期治療的優勢。

有鑑於此，站在個人保護與公共衛生的立場，此書付梓成冊，實為必要且迫切。本書共分成四個板塊：首先是從數字重新認知癌症，儘管死神經由癌症管道帶走人們生命，但在這場拔河賽中，不想當生命的輸家，早期發現促使五年存活率提高已是不爭事實。其次，由十大名醫分就各種癌症，提醒注意發生的病徵，及最新檢測方法。

繼而，一旦進入治療期，也不要慌張，如同「台灣癌症之母」彭汪嘉康所言：「現在台灣癌症治療技術已經是世界前段班，很多研究和治療都不輸給別人。」所以在這部分針對治療方法詳盡介紹，開刀、放射性治療外，還有進入全身性治療（包括免疫療法、標靶藥物、細胞療法與基因檢測療法等），提供多管齊下、克敵致勝的路徑。

最後，我們要說的是：癌症細胞最大的天敵是免疫機制，不管健康者或罹患者，開展癌症新生活運動，才能洞悉「與癌共舞」的現在式。

PART

1 九九%的存活率

你可曾想過，過去等同於不治之症的癌症，
竟然演變成慢性病，環伺生活周遭，甚至與我們共存？
當癌症慢性病上身，我們如何面對？
超前部署的篩檢預防和精確的治療，
換來高達九九%的五年存活率，讓你有品質地活得長久。

素有「癌王」之稱的胰臟癌，曾經是時事新聞中受到最多關注的醫學話題之一：前駐泰國外交大使李應元、蘋果電腦創辦人賈伯斯（Steven Paul Jobs）、世界三大男高音之一帕華洛帝（Luciano Pavarotti），有「時尚老佛爺」之譽的卡爾・拉格斐（Karl Otto Lagerfeld）、體育主播傅達仁、資深電視名嘴劉駿耀等人，皆在中壯年時因胰腺癌（編註：發生在胰臟腺管的癌症，占胰臟癌九成比例）辭世。

而這一兩年，除了新冠肺炎疫情帶來的衝擊外，聽到最多的「意外」，莫過於罹癌而離開人世，或是，身邊又是誰誰誰罹癌了。這樣的景況，想必對你我來說並不陌生。癌細胞看不見，卻悄然無聲地在日常中蒞臨，給予無常的警示。

這也宣示了我們與「癌症共存」的時代正邁入現在進行式。

一九八二年以來，癌症始終位居台灣十大死因第一位，至二〇二一年已有三十九年，而且罹患癌症人數的曲線不斷往上攀升。值得注意的是，二〇二〇年全球約有一千萬人因癌症而離開人世，世界衛生組織（World

Health Organization, WHO）預估未來二十年，每年罹患癌症的人數將會是今日的一．六倍。

「二〇二〇全球癌症報告」公布顯示，女性和年輕人是罹患人數增加的主要族群。乳癌則首次超越肺癌，成為最常見的癌症，在新罹癌患者中每八名就有一名是乳癌患者。

衛生福利部國民健康署統計資料顯示，二〇一八年共有十一萬六千一百三十一名新罹患癌症病患，四萬八千七百八十四人因癌症死亡。如果不將年齡考慮進去，也就是說，每年一千名國人中，約有五人得到癌症，兩人因為癌症而失去生命；資料顯示，二〇二〇年，第一名死亡率癌症較第二名心臟病離世者，比例高於一倍之多（見表一，頁二二）。

簡言之，癌症已經是全球主要死因之一。

老年化驅動癌症成為慢性病

長壽時代來臨，是癌症發生率提高的推力之一。值得玩味的是，亙古至今人類不斷追求壽命延長，卻也因為「使用期限」增加，接觸危險因子愈多愈久，讓癌症更加猖獗。原因不難想像，如果將人的身體比喻成車子，壽命增加就類似車子使用期限延長，暴露在危險因子時間久了，罹癌的風險自然增加。

如今台灣已邁入高齡社會，二〇二五年可能邁入超高齡社會，如果不將基因遺傳突變因子算進來，過去五年癌症人數年平均成長率約三%；六十五歲以上的長者，每人罹患癌症的機率約為三分之一。

從醫人員也都觀察到因罹患癌症離世的患者比例愈來愈高。可是，除了壽命延長成了推進器，環境、飲食西化等危險因子的增加，也迫使罹患或誘發癌症的可能性隨之增長。

換言之，沒有家族遺傳病史不代表沒有罹癌風險，根據研究顯示，僅

	死亡率（每十萬人口）			標準化死亡率（每十萬人口）		
	2019 年順位	2020 年	較上年增減 %	順位	2020 年	較上年增減 %
		733.9	-1.3		390.8	-4.3
	1	212.7	-0.1	1	117.3	-3.3
	2	86.7	3.1	2	43.8	0.4
	3	58.2	-9.5	3	26.4	-12.1
	4	50.1	-2.9	4	25.2	-5.4
	5	43.7	3.2	5	22.0	-1.1
	6	28.7	2.0	6	20.3	1.1
	7	28.4	7.3	7	13.4	3.9
	8	24.0	-10.2	8	11.0	-12.6
	9	21.6	1.0	9	10.5	-2.3
	10	16.8	-6.5	10	10.3	-7.8

● 表一　十大死因死亡人數及死亡率

		死亡人數（人）	
		2020 年	較上年增減 %
順位	所有死亡原因	173,067	1.3
1	癌症	50,161	-0.1
2	心臟疾病（高血壓性疾病除外）	20,457	3.0
3	肺炎	13,736	-9.5
4	腦血管疾病	11,821	-2.9
5	糖尿病	10,311	3.2
6	事故傷害	6,767	1.9
7	高血壓性疾病	6,706	7.2
8	慢性下呼吸道疾病	5,657	-10.2
9	腎炎、腎病症候群及腎病變	5,096	0.9
10	慢性肝病與肝硬化	3,964	-6.5

資料來源：衛福部國民健康署

一〇%至一五%的癌症是單一基因缺陷所導致，約七〇%癌症病患沒有癌症家族病史。但令人雀躍的是，醫療的進步讓癌症不再是絕症，若能「超前部署」、提早發現，確診期別、腫瘤顆粒大小、數量與位置，其實是可以早期治療，甚至跟癌症說掰掰。

早期發現，存活率可達九成以上

從研究數據即可洞悉一二。國人十大癌症早期五年存活率達八成以上，若是末期，存活率大幅下降。其中，乳癌、肺癌和子宮體癌症，第一期早期發現，五年存活率都在九五%以上，甚至百分百可消除阻斷。

現任台大癌醫中心分院副院長陳晉興致力於肺癌篩檢，他提出多年在研究和臨床上的觀察和體悟：「肺癌治療的關鍵在於早期篩檢，其實各國治療能力差距不大。」他以日本為例，每年固定做健檢者很多，X光照射和電腦斷層也常一起進行，而且便利親民，一般的診所就能幫民眾篩檢了。

然而，他也不諱言，台灣還差最後一哩路，認知和行動。國健署公布的最新資料顯示，這兩年在新冠肺炎疫情的衝擊下，不管是台灣還是全球，篩檢人數有下降情況。以英國為例，因新冠肺炎疫情篩檢量降低，癌症患者少了六成，大腸癌症患者相較以往更少了七一．一％，但這個數字並不表示癌症不見了，只是暫時還沒有現形。

二〇二一年，台大醫院健康管理中心主任邱瀚模透過電腦模擬的結果顯示，如果篩檢的時間延遲半年，末期癌症的風險會提高二五％、死亡率增加二六％。以國人癌症發生人數最多的大腸癌症為例，如果超過半年篩檢，結果呈現陽性的風險增加兩倍，超過一年篩檢的風險更飆升至二．八倍，不可不謹慎以對。

疫情期間，因醫院門診暫時關閉，陳晉興對於癌症病患未能即時回診或拿藥倍感憂心。三級警戒期間，接受化學治療的患者或多或少中斷了治療，有些病人甚至中斷長達三個月，直至疫情稍稍趨緩才繼續療程；這麼一來，少數癌症患者很可能因停止化學治療，腫瘤指數再度上升或是病況惡化。「有時候，就好像在跟時間和癌細胞賽跑。」他說。

可喜的是，只要願意篩檢，是能克敵制先的。

好比，因婦女感染人類乳突病毒（HPV）所形成的子宮頸癌，約八成感染者可在兩年內自行痊癒，但如果持續感染高危險性病毒型HPV，如HPV十六、十八、三十、三三、四五、五二或五八型者，其子宮頸細胞便容易趨向癌化。從感染到罹患子宮頸癌的過程通常約十到二十年，這段期間長達十年以上，若能及早發現，預後效果比較好，可能還能揪出難以察覺的卵巢癌。

國民健康署曾分析發現，從未做過抹片篩檢者，罹癌風險高達三．四倍。早期（第零到一期）子宮頸癌的五年存活率在九五％、第二期七六．九％、第三期為六一．五％，一旦到了第四期僅不到兩成的存活機率，比例相差懸殊。

「故事絕對可以有不一樣的發展。包括口腔癌、頭頸癌、乳癌、肺癌等第一期治療好，五年存活率機率都很高，可達八、九成以上，但到了第四期，有些癌症根本不可能治癒。」從臨床問診到癌症治療看盡人生百態，現任林口長庚醫院放射腫瘤科主治醫師張東杰語重心長地說。

該篩檢的人不出現，才是大問題

林口長庚癌症中心主任王宏銘剖析：「治療固然是重點，預防更是關鍵，這也是政府要推廣四種癌症篩檢的原因，甚至過一陣子還會推動肺癌的低劑量電腦斷層（LDCT）篩檢。」這種種措施就是希望避免病況的發生，以及提前發現癌症的時程，或許就能減少「一篩檢就確定是末期」病人的數量，個人經濟負擔或政府健保壓力也都會降低。

「篩檢最大的障礙是，應該篩檢的人卻不出現！」王宏銘一語中的點出最關鍵處。

他表示，大腸直腸癌或乳癌患者中、高比例為高社經地位，這個族群

	2015 年篩檢率	2016 年篩檢率	2017 年篩檢率	2018 年篩檢率	2019 年篩檢率
	74.5%	72.1%	72.5%	70.0%	55.7%
	39.5%	39.3%	39.9%	39.9%	40.9%
	42.0%	40.7%	41.0%	40.8%	40.9%
	56.1%	55.1%	50.1%	NA	NA

表二　歲數到就篩檢，這是你的權利也是義務——四種健保輔助癌症篩檢率

癌症	
子宮頸癌 30 歲以上女性，建議至少每 3 年一次抹片檢查	
乳癌 45 至 69 歲女性，或 40 至 44 歲有乳癌家族史者，每 2 年一次乳房攝影檢查	
大腸癌 50 至 74 歲民眾，每 2 年一次糞便潛血檢查	
口腔癌 30 歲以上有吸菸、吃檳榔史者，每 2 年一次口腔黏膜檢查	

註 1：篩檢率為篩檢人數之於補助對象的比率，例如乳房攝影篩檢母體為 45 至 69 歲婦女。

註 2：子宮頸癌 2019 年篩檢率驟降，是因國健署自當年起不再進行電話調查，僅由申報資料庫數字計算篩檢率，但民眾自費健康檢查資料涉及個資，醫療機構未必全數上傳，因而與往年電話調查結果出現落差。

資料來源：衛福部國民健康署

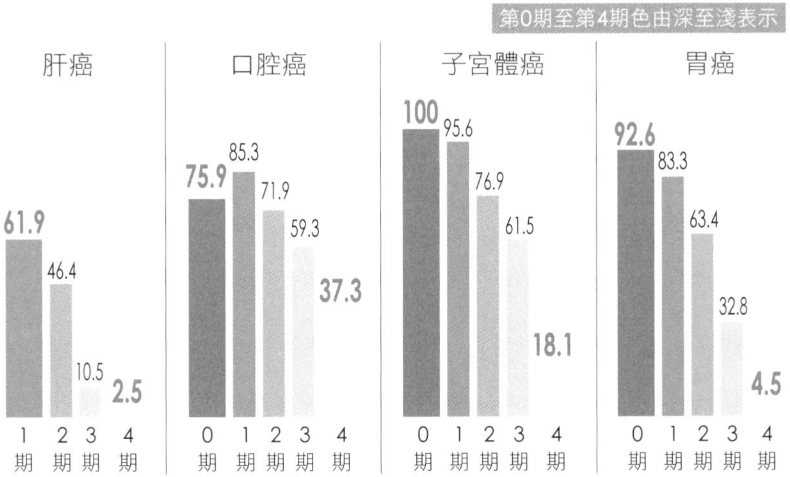
第0期至第4期色由深至淺表示
肝癌
61.9
46.4
10.5
2.5
1期 2期 3期 4期
口腔癌
75.9
85.3
71.9
59.3
37.3
0期 1期 2期 3期 4期
子宮體癌
100
95.6
76.9
61.5
18.1
0期 1期 2期 3期 4期
胃癌
92.6
83.3
63.4
32.8
4.5
0期 1期 2期 3期 4期

● 表三　八大癌症五年分期存活率

國健署定期追蹤的癌症病患存活狀況，最新資料統計至 2019 年。下圖為 2014 年確診的病患、依不同癌症與期別分類，至 2019 年的相對存活比率。相對存活率是將癌症患者與相同性別、年齡層的人相比，存活率百分百表示這類患者的存活率與一般未罹癌的人相當。

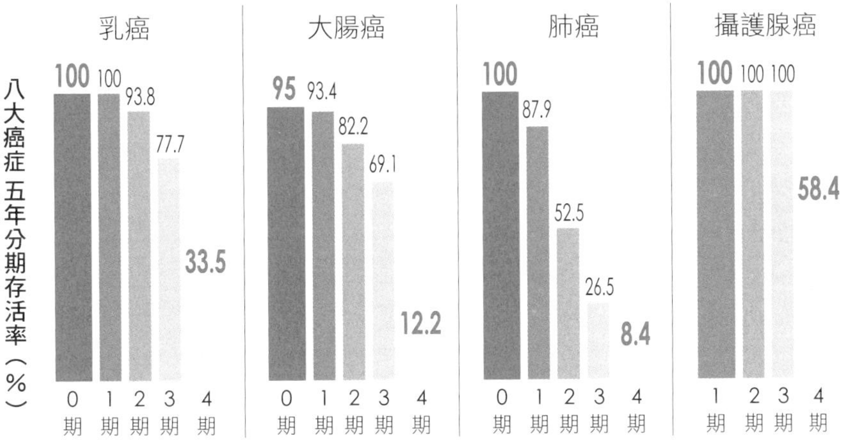

註：‧國健署癌症統計資料分為第 0 期（原位癌）至第 4 期，其中攝護腺癌在 2014 年無第 0 期發現個案，肝癌第 0 期在三人以下，無法揭露。
‧十大癌症的甲狀腺癌、皮膚癌，因欠缺期別資料，無法追蹤五年存活率。

資料來源：衛福部國民健康署

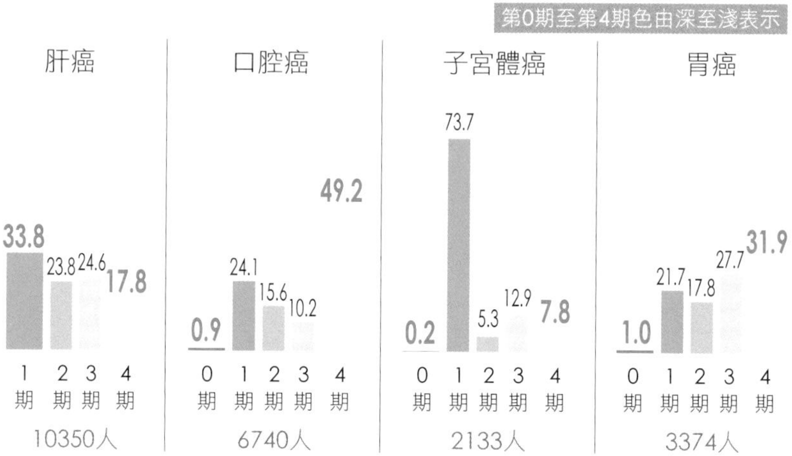
第0期至第4期色由深至淺表示
肝癌
33.8
23.8
24.6
17.8
1期
2期
3期
4期
10350人
口腔癌
0.9
24.1
15.6
10.2
49.2
0期
1期
2期
3期
4期
6740人
子宮體癌
0.2
73.7
5.3
12.9
7.8
0期
1期
2期
3期
4期
2133人
胃癌
1.0
21.7
17.8
27.7
31.9
0期
1期
2期
3期
4期
3374人

● 表四　八大癌症各期別病患人數比率

第四期才發現的癌症，五年存活率遠低於其他期別，因此第四期病患比率高的癌症如肺癌（59.9% 第四期），整體存活率明顯較其他癌症低。任何癌症若能減少第四期發現比率，整體存活率都會拉高。

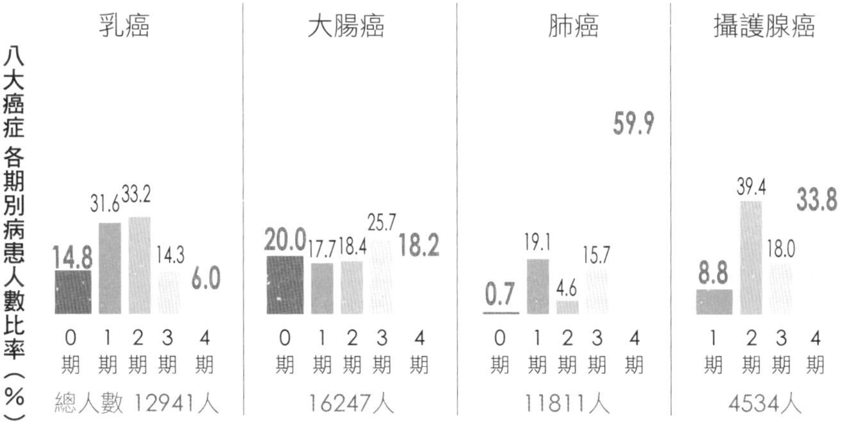

註：‧資料統計為 2014 年診斷罹癌、到 2019 年仍存活者，依發現時的期別所占比率。
‧十大癌症的甲狀腺癌、皮膚癌，因欠缺期別資料，無法確認各期別病患人數。

資料來源：衛福部國民健康署

篩檢的意識較強；頭頸癌患者，中、高比例處於低社經地位，心思多忙於生計，沒空做篩檢。台灣流行病學研究顯示，有喝酒習慣的人得到口腔癌症的機率是一般人的十倍，習慣嚼食檳榔和嗜酒者是二十到三十倍，如果三者兼具，那罹患口腔癌症的機率，相較一般人高出一百二十三倍。

更難的關卡是，病患篩檢一次覺得沒有什麼問題後，日後定期篩檢的可能性就不大，可是，癌細胞是隨時虎視眈眈、無孔不入、不等人的。「所以第一階段要先避免接觸致癌物，第二階段是早期診斷早期治療，這是適合公共政策推動的癌症預防策略。」王宏銘慎重表示。

有家族基因病史，更應提早篩檢

事實上，國民健康署推動的四大癌症篩檢，的確降低了癌症死亡率，數字就是一個證明。根據二〇一九年國人癌症登記資料分析顯示，子宮頸抹片檢查降低約七〇%子宮頸癌死亡率；每兩年一次乳房X光攝影檢查降低四一%乳癌死亡率；每兩年一次糞便潛血檢查降低約三五%大腸癌死亡率；每兩年定期接受口腔黏膜檢查，可降低有嚼檳榔或吸菸習慣男性二六%死亡風險。

若未定期接受癌症篩檢，等到已出現相關症狀才就醫檢查，可能是預後較差的晚期癌症，屆時就必須接受較複雜的手術或化療及放射線治療等方式，存活率也會大幅下降。

即使如此，推動早期篩檢仍舊遇上瓶頸，「篩檢率會維持在一個比例不動了，所以現階段必須想辦法突破這個關卡。」林口長庚醫院副院長賴瓊慧指出，因為有些人就是不想來或沒時間，或者不想被醫師內診，此外還有前文提到的，暴露在危險因子環境裡最應該篩檢卻未出現的人。

「鼓勵不肯檢查的人，就是一大難題。其次，是不是所有癌症都適合篩檢呢？以婦科癌症卵巢癌為例，這是一個不容易早期發現的癌症，所有國家都在想辦法費心思，致力於提供一個好模式。」她以英國曾進行一個二十萬人的大型醫療研究為例子，利用超音波和抽血檢驗、追蹤長達十五年的時間，觀察這群人身上是不是存在腫瘤標記，以及有沒有隨著時間上升。

篩檢結果發現，三、四期患者中癌症細胞減少了一〇・二％，但是沒看到死亡率顯著下降，表示這個實驗失敗了，「雖然無法就此結論斷定篩檢幫助卵巢癌死亡率下降。」但她拋出觀察，也給出建議：「可能要再嘗試更新的法子，像是生物標記（biomarker）等。」儘管如此，她說：「五十歲以上的人至少要做一次全身健康檢查，做完之後知道整體情況，針對未達標準的細節處，重點且密集地追蹤，聽從醫囑調整與改善。身體是自己的，要主動掌握自己的健康狀態。」如果癌細胞是尖利的矛，至少要知道如何鑄煉出防守的盾。

此外，也不要輕忽，有些患者罹癌是來自基因突變，是從家族遺傳史檢驗出來的癌症，例如像大腸癌跟子宮內膜癌相關的ＨＮＰＣＣ家族基因突變（詳見〈大腸癌〉，頁七七）所造成的癌症，所以患者的家人要更早一點，二十歲左右就可以進行基因篩檢。另一個因基因突變造成乳癌、卵巢癌的遺傳基因是 BRCA1 跟 BRCA2（編註：美國研究人員分別於一九九四、一九九七年發現 BRCA1 與 BRCA2 這兩個基因。當人在生長過程中，因環境或是其他因素，另一個等位基因上的 BRCA1 或是 BRCA2 發生變異，使 BRCA1 或是 BRCA2 完全喪失時，就容易發生乳癌、卵巢癌、胰臟癌與攝護腺癌等），最有名的案例就是國際知名明星安潔莉娜・裘莉（Angelina Jolie）。

裘莉的母親罹患乳癌，她做檢測後也顯示帶有基因突變，由於母親是因卵巢癌離世，她決定將卵巢拿掉，後來則切除乳房，就是提早預防，因為隨著年齡增長，這兩個器官發病的機率就會一直累積。

「檢測還是要有一個好的策略，因為 BRCA1 跟 BRCA2 發病的年齡不太一樣，以安潔莉娜・裘莉為例，她有 BRCA1，大概四十歲以上罹患癌症發生率的波段開始上升了，但 BRCA2 大概要到五十歲才會開始上升，所以切除時機是要看基因特點，策略不盡相同。」台大醫院外科部主任黃俊升提醒。

克敵制先，離危險因子遠一點

除此之外，危險因子愈來愈多，能遠離就請保持距離，最可怕的是潛藏於最容易忽略之處。

台灣口腔癌症罹患率是世界第一，與國人嚼食檳榔習慣有關。國健署指出，每十個口腔癌症病人中，九個有嚼檳榔的習慣；同時有吃檳榔、抽菸和喝酒習慣的人，罹患口腔癌症的機率是一般人的一百二十三倍，這都是眾所周知的危險因子。而蛀牙、斷裂尖銳的牙齒與不當的假牙，也可能是導致口腔癌症的元兇之一。你想像不到吧？牙齒好壞竟然也是癌症的溫床。

沒有症狀不代表沒事。過去二十年，卵巢癌罹患人數有上升趨勢，根據國健署二〇一九年癌症登記報告，卵巢癌位居女性十大癌症第七位，每年新確診人數約為一千五百人。卵巢癌不像其他癌症，並非本身組織細胞癌變所導致，主要是輸卵管和子宮內膜的細胞掉落至卵巢後癌化所致，因此，早期卵巢癌通常沒有症狀。

許多醫生不約而同地說：「若等到相關症狀出現才就診，一半以上都是晚期了，加上常有患者缺乏危機意識，更容易延誤就醫。」

把自己照顧好，省錢也固國本

癌症早篩是釜底抽薪之道，及早發現、及早根除，醫生愈有把握從死神手中挽救患者生命，而對個人生活品質和國家健保財源支出亦大有幫助。

進入治療期（詳見 Part 3），方式有開刀、化療，或全身性治療（包括放射線治療、免疫療法、標靶藥物治療和新興的細胞療法與基因檢測等），即使接近治癒階段，後續仍須不間斷地追蹤。「不間斷」，代表腫瘤細胞暫時受到監控，也象徵要跟腫瘤細胞長期抗戰，這是一場生理與心理雙重壓力之戰。

此外，治療癌症需要大量的金錢跟資源，美國癌症研究估計，二〇二一年癌症支出成本約為一五七〇億美金，是二〇二〇年的一．三倍，這意味著，在死亡率下降、罹癌人口上升的背景下，全球癌症支出成本持續上升中。

美國總統喬．拜登（Joe Biden）在二〇二一年二月視察生技疫苗廠商時就直言：「當美國政府擊退新冠病毒的時候，下一步要做的就是打敗癌症。」顯示不管是趨勢、政府政策，到人類需求增加，癌症都是難纏的對手。台灣健保支出亦不遑多讓，年年不斷攀升，以二〇一四年和二〇一九年對照，五年癌症醫療費用增加了四成（見圖一）。

● 圖一　健保支出前十大癌症醫療費用五年比較

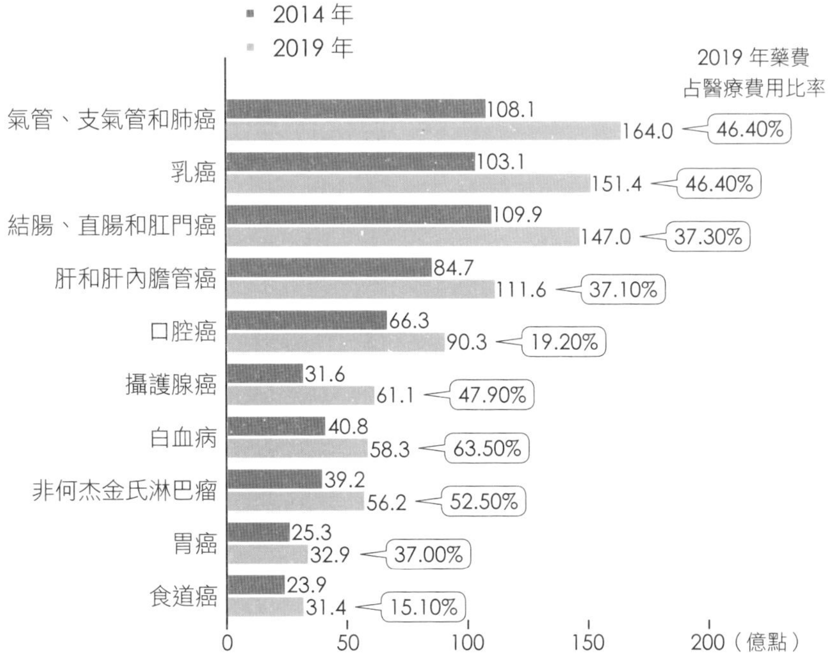

資料來源：衛福部中央健保署

全癌症

- 2014 年醫療費用：782.7 億點
- 2019 年醫療費用：1107.9 億點
- 成長逾 4 成

「治療藥物昂貴，免疫療法大門一旦打開，預算很快就見底，因此我們現在要回頭走預防路線，尤其是晚期肝癌的治療費用不菲，不管是標靶療法、免疫療法都很可觀，標靶治療一個月也要十來萬。」肝病防治學術基金會總執行長楊培銘進一步剖析：「C肝一個療程十八萬，假如提早消滅，不會走到肝炎、肝硬化甚至肝癌的地步，後面的支出就能阻斷。所以面對肝癌，預防是最重要的，有著明確的目標，我們是做得到的。」

此外，健保總額不足，也會嚴重影響到藥物取得與國際採買的權益，千萬不能輕忽。

有限條件下，放大健保資源

台大醫院皮膚部皮膚保健及外科主任陳昭旭直陳：「假設藥物已經納入健保，健保願意付多少錢？假設進口藥定價十元，國產製藥只要五元，採購量不足可能讓進口藥商生意賠本而虧錢，所以不會進口。短期可能還好，長期來說就不妙了，因為可能有病人無法用到新藥。當然，九〇%癌症藥品還過得去，但是有一〇%的藥品可能就不會進口了。」無形中，這也影響了進口藥物的權利和病人用藥的權益。

「健保用在癌症領域時，不要想著包山包海全都包，更需要視情況分配、妥善運用資源，在有限的條件下盡可能放大活用健保資源的效應。」這是諸位醫師異口同聲的呼籲，要嚴格審查健保給付的每一藥物，也要讓自由市場決定價格。

雨露均霑的出發點很好，但也會落入窘境，造成「什麼都說，等於什麼都沒說」的困局。「限定一種、病人某一個癌症，在條件之下提供完整治療，而不是所有癌症藥物都讓健保負擔，但是只給每位患者一半的資源。健保應該只負責最基本的，最新的、最好的，轉嫁到私人保險去。」中國醫藥大學附設醫院消化醫學中心院長林肇堂提出肺腑建言。

預防勝於治療，這句話每個人都能朗朗上口，但是真正行動者又有多少？一場新冠疫情帶來危機，卻也打開了轉機和省思的機會，我們都知道

「身體是自己的，請務必好好疼惜」，坐而言不如起而行，就從這一刻做起，將體檢加入你的行事曆吧！

PART

2 十大名醫暖心相談室

癌症若能早期發現，是否就能有效提高存活率？
答案是肯定的。
多數常見的癌症，早有相應篩檢方法。
早日揪出潛藏的癌細胞，清除它，
等於是在跟自己的拔河賽中握有先機之利。
十大癌症早篩檢，可能將五年存活率提高到百分百。
讓這些學有專精的專家，
帶你認識這個陌生卻時刻環伺在你身側的世界！

肺癌

為台灣十大癌症死因的第一位，如果沒有篩檢，等到有症狀才就醫的病患，過半數都是第四期，五年存活率約僅八·四%。

名醫相談室

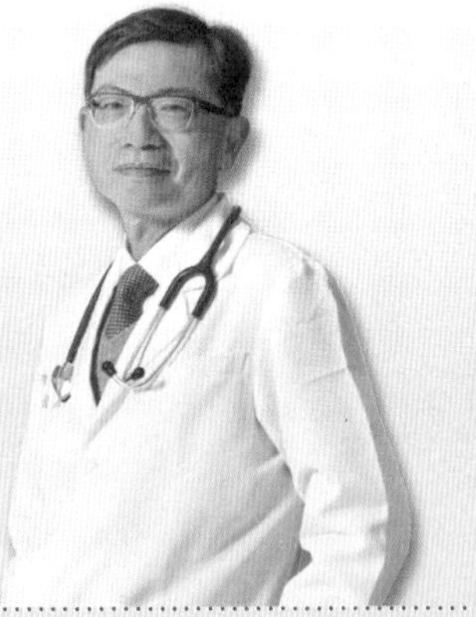

陳晉興

台大癌醫中心分院副院長

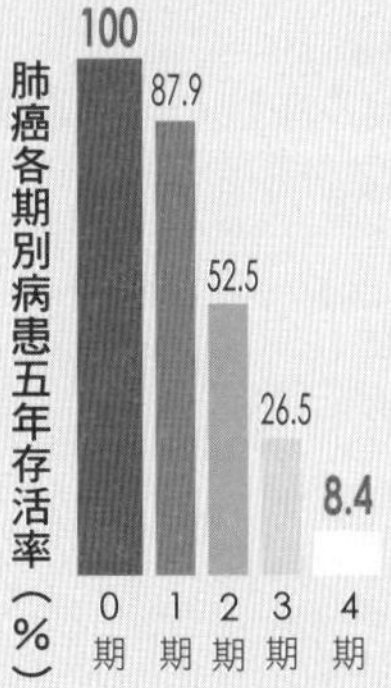
肺癌各期別病患五年存活率（%）
100
87.9
52.5
26.5
8.4
0期 1期 2期 3期 4期

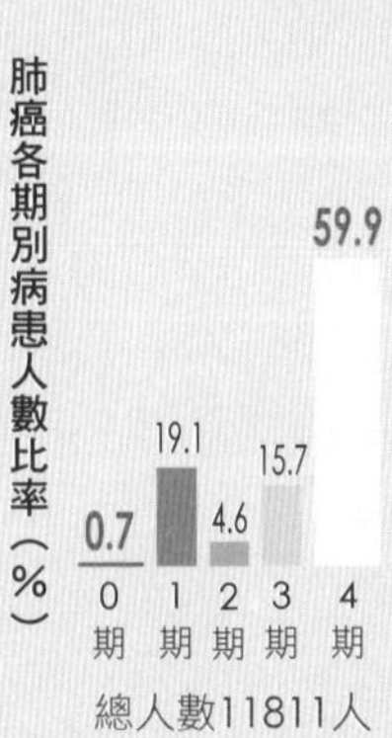
肺癌各期別病患人數比率（%）
0.7
19.1
4.6
15.7
59.9
0期 1期 2期 3期 4期
總人數11811人

〈資料統計至2019年〉

記得是二〇〇一年，我剛當上主治醫師的時候，一對年輕夫婦帶著兩個小孩來看診，診斷確認先生已經是第四期肺癌。年輕父親三十多歲，一手牽著老大，另一手抱著老二，突然之間他太太跪在我面前，懇求我救她的先生，她希望先生可以看到小孩長大！

當下的心情五味雜陳，他們應該不是很有錢，經濟狀況剛剛好的人通常會拖到身體很不舒服，甚至出現嚴重症狀了才會上醫院找醫生。這位年輕父親很可能是家庭的支柱、全家收入的主要來源，太太也才三十歲出頭，還有兩個嗷嗷待哺的孩子，如果先生走了，她一個人要如何扛起帶大兩個孩子的負荷？所以我印象非常深刻。

過去沒有標靶藥物治療這個選項，二十多年前，化療也沒有太大效用，導致肺癌腫瘤科醫師患有憂鬱症的比例甚高。有位醫生朋友曾經對我說，他實在活不下去，因為每天來門診的病人可能兩年內就不在人世了。

當那位年輕父親進入門診時，我的感覺就是如此，第四期癌症的死亡率太高，我束手無策，只能無奈地轉給腫瘤科。他一走出診間，我可以預期他可能半年不到就離開這個世界了。

我是外科醫師，從醫初衷、對自己最大的期許，就是透過我的所學專長救治病人。但是要怎麼樣才能真正幫助患者？——早期篩檢。

透過篩檢，早期發現我就可以將腫瘤切除，但第四期癌細胞已經轉移他處，再怎麼動刀都無法盡除！這位年輕父親，他的生命對於家庭、國家和社會都很重要，但癌症只給他短暫的一生，身為醫生的我卻沒有辦法真正幫助到他……

這也是我們一直戮力推廣早期篩檢的原因。當患者篩檢後發現自己是第一期癌症，我會盡我所能把腫瘤切除乾淨，你可以看到小孩長大，你可以養家，但是如果篩檢後診斷你已經是末期患者，我愛莫能助。

我有位同學是眼科醫師，因為身體有狀況，檢查後發現已經是鼻咽癌末期。往生之後，他的妻子走不出悲痛，帶著兩個孩子燒炭自殺……每每聽聞這類家庭悲劇，身為醫者的我不免悲傷難抑，這明明是可以預防的，只要人們願意早期篩檢。

早期篩檢是所有治療的根本

日本是全世界肺癌治療存活率最好的國家，國民常主動接受肺癌篩檢。二〇〇二年，全國肺癌第一期（1A＋1B）（編註：期數分類）的人數比例竟然多達四四％；反觀台灣，我們直到二〇二〇年還沒有四〇％，癌症篩檢制度落後日本將近二十年。二〇一〇年到二〇一四年的世界肺癌存活率統計，日本肺癌五年存活率約三三％，反觀台灣只有二一％。

放眼全世界，治療肺癌的方式都一樣，理論上存活率不會差太多，真正的差距在於初診時癌症患者的期數，而不是治療能力，所以愈早篩檢，愈早發現，治療能力差一些都沒關係。日本醫療體系提供的健檢項目非常多，除了常常照X光，也加入電腦斷層，而且在診所或健檢中心就可以做。

英國倫敦有霧都之名，因為在十九世紀工業革命時，大量燃燒煤炭造成空氣汙染，後來當局意識到燃燒煤炭帶來非常嚴重的問題，極力改善，所以現在空汙程度非常低。有鑑於此，英國開始主動為國人篩檢肺癌，但其他國家主動篩檢肺癌的比例仍不高。

我從醫至今，經手開刀手術的患者約有一萬二千人，其中罹患肺癌約六千人，也就是一半患者都有肺癌。與此同時，肺癌患者每年以一千兩百人的數量成長。

使用低劑量電腦斷層篩檢，檢查出來的肺癌，九〇％以上都是1A期。第1A期肺癌存活率約八八％，如果沒有篩檢，等到有症狀才就醫的病患，過半數都是第四期，五年存活率僅約八％，同時會大量耗費健保資源，因此，我認為政府應該將早期篩檢納入國家政策，普遍施行。

注意每一口吸進去的空氣

我心中對肺癌防治的規畫藍圖非常清楚：首重肺癌篩檢、空汙防治。

防治肺癌一定要篩檢，而且我認為並非高危險群才要篩檢，而是人人都要接受篩檢。

每個人都要「注意每一口吸進去的空氣」，因為空汙「沒有最壞只有更壞」，我們不可能要求空氣品質達到滿分的完美境界，更不可能追求零（PM2.5 指數），因為沒有！世界衛生組織很早以前就建議適合人類生存的 PM2.5 指數是十五以下，為什麼台灣的規定是三十五呢？就是因為做不到，所以我們希望好還要更好，**空汙指數愈低，民眾罹患肺癌的機率就會降低。**

此外，空汙指數也關係到我們如何衡量生活品質跟經濟價值的平衡點。不要火力發電，一旦遇上夏季限電，用電量大增，必須分區限時限電，多少人可以接受？提出這個問題，不等同於我們支持核能發電，但是現階段綠能效率極度受限，天然氣一樣面臨環保議題。燃煤當然是最下下策，因為產生最多汙染，但又不可否認煤是最便宜的成本。每一種發電方式的調整都會反映在油價、電價上，如果大家不願意油電雙漲，又要求更好的生活品質、清新的空氣，是很難兩全其美的。

認識低劑量斷層篩檢

台灣衛福部有兩個署：健保署專責治療，國民健康署側重預防；癌症篩檢隸屬於國民健康署的業務範圍，但僅擁有健保署一％的經費。假設健保署一年有八千億元預算，國建署可能只有八十億元，這八十億要做四癌（編註：大腸癌症、口腔癌症、子宮頸癌、乳癌）篩檢，還要推動政策，經費相當有限。

在經費有限的情況下，提供低劑量斷層篩檢，勢必需要更多財源。從哪裡開源呢？我認為兩個創收方向是可行的：

第一：菸捐。現在菸捐拿來補助長照，不管從哪個角度來看都不對。抽菸的人製造了危險因子，除了自己可能得肺癌，也造成別人罹癌的可能性，以此所產生的捐助成為篩檢跟治療的經費。如今人人治療皆可享健保給付，但是把菸捐來做長照補助撥款，這是風馬牛不相及的事。

第二：增加空汙費。嚴格執行排放超標就是罰款。罰款費用反饋回來，拿來做肺癌篩檢，名正且言順。

有多少錢，才能做多少事；做低劑量斷層篩檢，以長者為優先，因為年齡愈大得癌症的機率愈高，依照國民健康署的草案規畫，初步是先從五十到五十五歲開始，五十五歲以上就屬於高危險群；高危險群還包含抽菸、有家族肺癌病史者。我們一直鼓勵、推廣「人人要做篩檢」，乳癌、大腸癌並不限定是否為高危險群，因為人人都是高危險群；針對肺癌，只要呼吸空氣者就是高危險群，因為致癌因子——空汙無所不在！

至於什麼時候應該開始篩檢，四十五歲；如果有家族史者，例如母親在四十歲就罹患肺癌，那麼不能等到四十五歲才篩檢，可以提早五到十年，也就是三十到三十五歲。當然，這是比較特殊的狀況，從統計數字來看，四十歲以下的肺癌患者並不多。

做完第一次篩檢，報告一切正常，接受篩檢者也安心。年紀愈年輕，三到五年做一次，四十五歲或五十歲以上，建議一到兩年就要做一次。一般是兩年一次，如果第一次檢查有問題，務必要追蹤，可能一年，甚至半年就要再做一次檢查。

統計數字告訴我們，肺癌女性化的趨勢非常明顯，從女性罹患肺癌比例愈來愈高就能證明；反之，男性罹患肺癌的人數趨緩，甚至開始下滑，所以雖然總人數加起來呈現上升趨勢，女性卻占了多數；至於死亡率，男女都有下降。另外，統計資料也發現，肺癌患者有年輕化的跡象，更精確地說，是初次診斷肺癌年齡有年輕化的現象，這就是篩檢讓我們看見的正面成果。

不抽菸、沒病史，就不用篩檢？

二〇一五年，前副總統陳建仁透過早期檢查發現了肺腺癌，我幫他開刀之前，他表示，如果按照當前的高風險因子判定，他既沒有家族病史，也沒有抽菸，很難有意識地主動做肺癌篩檢，但他就是「中獎」了。此外，前副總統蕭萬長、知名媒體人陳文茜不是高危險群，也都罹癌。

肺腺癌最典型的情況，可能是健檢時發現一個一公分左右的毛玻璃病變，一公分不大，手術足以根治，之後持續追蹤，從此繼續過著幸福快樂的日子。即使罹患肺癌，只要早期發現早期治療，還是可以做很多想做的事，最好的例子就是台北市長柯文哲夫人、小兒科醫師陳佩琪，她也是早期發現，至今已經超過十年了。

那麼這些人為什麼會去做篩檢？不一定是經濟狀況很好，但的確有相對的資源，比方陳佩琪醫師在醫院工作，前副總統陳建仁是中研院院士，工作單位都提供固定健檢。我常到處演講，發現主管職位者接受的健檢和一般員工不一樣，由於主管健檢的預算很有彈性，能做低劑量斷層掃描，但是一般員工的健檢只有X光、驗血、驗尿，這就是差別所在。不論是在醫院或是學校等公家機關，一級主管與一般員工的健檢項目都不盡相同。

提供一個親身經歷：我太太曾經搭計程車時，司機就在車子裡面抽菸，可想而知他是隨時暴露在危險中，得到肺癌的可能性較高。我太太隨口問他是否定期接受檢查，司機毫不猶豫回答：「吃飯的錢都不夠了，還做那些有的沒的。」

一般大眾的觀念幾乎和這位司機先生一樣，即使免費提供篩檢，沒必要也不會想去，除了擔心篩檢後真有什麼狀況，也是因為知道了並沒有餘裕接續治療。抽菸引起的肺癌很常見，而那些菸不離手的人多數不主動篩檢，所以只要一確診，往往很嚴重，有近六成的肺癌患者，確診時已是第四期，五年存活率很低，是醫生救不了的那些病人。

除了普羅大眾因為經濟狀況不甚寬裕而忽略早期篩檢的重要性，有另一群人沒有經濟上的考量，純粹是不了解篩檢的重要，例如曾任立法委員的前宜蘭縣長陳定南，確診肺癌後不久便往生；歌星鳳飛飛跟先生都因肺癌過世。好消息是，愈來愈多人知道篩檢的確可以早期發現，因此肺癌五年存活率一直在上升，這是早期篩檢的功勞。

現在，到台大醫院健檢，一定會包含低劑量斷層掃描。早期，我大力推廣將低劑量斷層掃描納入健檢項目時，包括醫生在內的許多人幾乎要合力圍剿我，因為檢查的輻射劑量是很可能致癌的。如今，愈來愈多人了解早期篩檢的好處，當然過往的誤解也就撥雲見日了。

國家政策是預防癌症的第一線

台灣早期癌症防治做得最成功的就是肝癌。肝癌早期曾經是新國病，現在已成舊國病。早期罹患肝癌多跟B型肝炎有關，很多是母親從懷孕時就傳染給胎兒，一步一步進展，從統計數字看到，這些患者差不多五十歲左右就會得肝癌而去世。

該如何扭轉？就是打疫苗，台灣是全世界第一個新生兒全部打B型肝炎疫苗的國家。為什麼可以這樣做？正是陳定信教授及許多醫界前輩積極推廣，加上有效宣導大大提升了大家的認知。當然，儘管我們平均醫療水準仍比不上歐美先進國家，但不可否認台灣的肝癌治療技術名列世界第二，僅次於日本。這個成績要歸功於有遠見的人大力推廣。那麼肺癌為什麼不能像肝癌一樣呢？如果台灣變成全世界第一個讓每位國民都可以做肺癌篩檢的國家，相信一定能大大減少肺癌致死率。

二〇一三年，我發現台大醫院和台大醫學院依據對象提供不同健檢項目，導致治療上的落差，當時有醫學校區兩位教授罹患第四期肺癌而離世。從資料來看，台大醫生健檢三百人中，有十二個人檢查出肺癌，比例高達四％。但也因為篩檢出的期數早，全都是第一期，及時治療，至今都很健康。從以上簡單幾則數據中我們發現，針對肺癌，就是要提倡早篩，在零期、一期發現的時候切除根治，愈晚篩檢發現癌症蹤影，就不得不接受化療、標靶、放射跟免疫治療。

新型藥物讓治療沒有終點

早期癌細胞若只發生在一個地方且沒有轉移，只要開刀切除掉，治療就結束了。但是如果擴散了，就要全身治療，包含化療、標靶、免疫，甚至其他細胞治療，一旦癌細胞跑到全身，幾乎是沒有根治的機會。

當醫生診斷病人是第四期肺癌的時候，等於一輩子和肺癌畫上等號，帶癌直到往生，治療沒有終點。你可以想像嗎？不管是化療、標靶、免疫，就是一路做下去。

以前化療打四到六個月就告一段落，但是接下來，每三個禮拜還要再打一次。什麼時候停止？直到化療無效為止。如果是標靶治療，就是等標靶藥吃到沒有效用了，再換化療；化療沒有效了，再換免疫療法。

很多病人天真的問我：「那我要吃標靶藥到什麼時候？」

我的回答是：「不要管這些，你就當作是服用健康食品。」總不能說吃到你往生為止，雖然這是事實。

這也是為什麼第四期癌症治療，尤其是肺癌，會讓醫生非常沮喪。這也是我們想方設法，用遍各種方法，就是希望病人不要到第四期才治療，其中最有效的方法就是篩檢。我們在意的不是多少人罹患肺癌，而是多少人因為罹患肺癌而死。只要篩檢，肺癌存活率馬上從八%提升至八八%，歐洲跟美國都有過臨床實驗，定期做CT者的存活率就是比沒有定期做要好得多。早期篩檢之外，一旦發現罹患肺癌，只要病患了解病情，積極面對問題，遇到了無須害怕，因為現在可以治療的方法及藥物非常多。

治療前，和醫生充分討論，現在的藥物種類非常多，但有些很貴，譬如第三代標靶藥物泰格莎（AZD-9291），健保價一顆差不多五千七百元，一天一顆。二〇二〇年四月開始，健保有給付，不過只限少數第四期患者。

如果你是1B期或是二、三期患者，不符合健保給付條件，而服用泰格莎標靶藥物，需時三年，復發率才能降低，一年兩百萬元，三年六百萬元，復發機率可以從五〇%降到二〇%以下。這時病人就要思考：我要不要花這五、六百萬元，來買三年不復發的安全感。這是一種選擇，尤其第二期以後復發率高於五〇%，有的人做完化學治療，就必須決定要不要進行更積極的療法。

差不多是二十年前，EGFR標靶藥物上市，可用以對治肺癌，那是重要的里程碑。本來已經奄奄一息的病人，估計大概活不過一到兩星期，服用以後兩三天可以起身，一個星期就出院。

我有個病人曾開玩笑說要帶著艾瑞莎（編註：Iressa，標靶藥品）環遊世界。因為藥物帶來的療效，只需每天服用一顆，儼然沒有生病一樣，問題是會出現抗藥性，平均療效是一年，頂多兩年。患者就要重新思考：當人生只剩一兩年的時候，我要做什麼。

時代改變，醫學愈來愈進步，我常跟學生講，如今是我面對肺癌治療三十年來最振奮人心的時候，因為我們有愈來愈多的武器，可以對付可怕的癌症。

早期篩檢是根治癌症的關鍵點，如此一來才能早期發現、有效治療、及時控制，絕處逢生。

TIP

提醒 1 2 3

提醒1：肺癌篩檢、空汙防治是防治肺癌的兩大重點。

提醒2：四十五歲以上，不論是否為高風險群，務必做低劑量斷層篩檢。

提醒3：晚期患者也可以有效的治療、控制，不是只能坐以待斃。

肝癌

為台灣十大癌症死因的第二位，在台灣，肝癌發生的主因仍是病毒性肝病，也就是B型肝炎和C型肝炎所造成的慢性肝病三部曲。

名醫相談室

肝病防治學術基金會總執行長

楊培銘

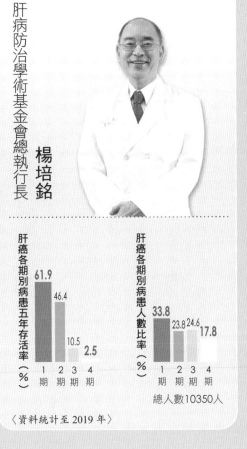

肝癌各期別病患人數比率（%）
33.8
23.8
24.6
17.8
1期
2期
3期
4期
總人數10350人

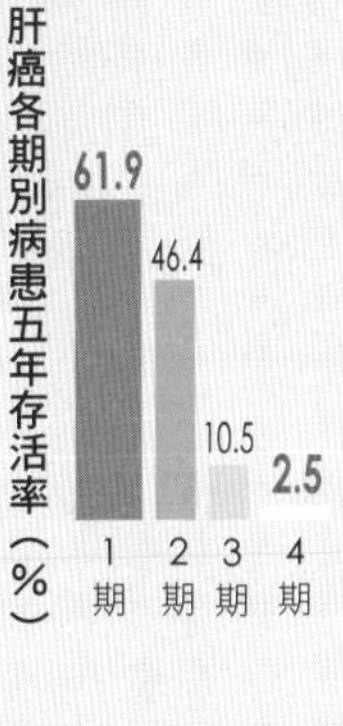

〈資料統計至2019年〉

肝癌通常無聲無息來到身邊。

過去，健保還沒提供B肝帶原檢測和治療費用時，肝癌是台灣國病，更是沉默的殺手。曾經有位B肝患者來找我看診，他當年五十多歲，超音波檢查後發現有肝癌，但他毫無症狀，切除後沒有復發，至今也七、八十歲了。

我印象最深刻是一位住在金門的楊先生，他四十多歲時來找我看診，當時肝硬化非常嚴重，即使身體機能都正常，檢查才知肝臟已經有兩公分大的腫瘤了，二話不說，馬上幫他轉外科，開刀切除。

開完刀後一年半來追蹤，再度發現肝癌，差不多也是兩公分，也是轉外科。這時候，我的心裡其實有譜，他以後應該會一再復發，意外的是第二次復發開刀切除後，竟然隔了二十年後才復發。第三度復發的肝癌，大小約三公分，也是開刀切除。三年後復發，這次使用電燒術即可根治。最後，他不是因為肝癌過世，而是其他疾病離開人間。從他肝硬化、發現癌症到二〇一九年往生，那時已將近八十歲。

他從戒嚴時代開始來看診，一路追蹤，直到戒嚴解除。戒嚴時代從金門來台灣看診很困難，必須搭軍機；解嚴之後，搭乘民航機比較方便。過程中，他肝硬化的狀態幾乎沒有改變，始終沒有症狀，但即使路途再困難，他還是定期來追蹤，顯見他對生命的珍惜。

因為定期追蹤，所以早早發現初期肝癌，開刀或電燒都能治療。

良好的公衛政策預防癌症

在台灣，肝癌發生的主因仍是來自病毒性肝病，也就是B型肝炎和C型肝炎造成的慢性肝病三部曲，遺傳基因扮演的角色相對較不起眼。

台灣肝癌預防大概可以分成幾個階段：

第一個階段是一九八四年七月起，台灣開始針對B肝帶原媽媽試辦新生兒施打B型肝炎疫苗。隔兩年，一九八六年七月全面施打，這對台灣肝癌的預防影響很大。

第二個階段是一九九五年實施全民健保。健保問世之前，就醫分勞保、公保、農保或者自費。實施健保以後幾乎全由健保給付，因為就醫方便且自付額甚小，提升大家就醫接受檢查的意願。

第三個階段是二〇〇三年健保開始給付B型肝炎和C型肝炎的特異性治療（包括干擾素和口服抗病毒藥物），治療的效果明確，故能有效阻斷慢性肝病三部曲之進展，二〇〇三年迄今，這十多年來，台灣的肝硬化和肝癌發生率持續下降，截至二〇一三年，肝硬化發生率已降低五〇%，肝癌發生率也降低二五%。

台灣B肝帶原狀況的分水嶺為三十五歲，不同世代B肝帶原率完全不同。打疫苗之前，台灣約有一五至二〇%人口為B肝帶原者，也就是平均五到六人就有一人，其中一半是媽媽生產時傳給新生兒，並非遺傳。打疫苗之後，B肝帶原者僅小於一%的人口，也就是一百個人中不到一個是B肝帶原者。

B肝帶原者會面臨所謂的慢性肝病三部曲：慢性肝炎↓肝硬化↓肝

癌。慢性肝炎最後可能演變成肝硬化，而肝硬化就是肝癌的最高危險群。沒有B肝帶原者，就不會走到慢性肝炎及肝硬化的階段，罹患肝癌的機率自然大為降低。

健保其實很照顧肝病患者，只要是醫生的建議，在財務可負擔下幾乎照單全收，包括抽血檢驗肝發炎指數ALT（舊稱GPT）及AST（舊稱GOT）、甲型胎兒蛋白（AFP）或者是做超音波檢查，甚至必要的時候進行電腦斷層、磁振造影都由健保買單。

當然，病人若全力配合定期追蹤，發現肝癌的時機就會比較早期。早期的定義是癌瘤直徑小於三公分，治療不困難，開刀切除或電燒處理皆可。早期發現也和死亡率相關，如果早點發現肝癌，馬上處理，死亡的可能性相對較低。

B肝帶原者可能是生產過程或者學齡前感染B肝病毒，不幸變成帶原者，學齡後變成帶原的機率就逐漸降低了。從帶原、慢性肝炎發展到肝硬化大都是在四十多歲，走到肝癌約五十多歲，是一段漫長的過程。

所以B肝帶原檢測對於預防肝癌發生、早期發現減少死亡，是非常關鍵的。只要一發現血中有病毒，C肝要馬上治療，B肝則視病情及時治療，才不會走向由慢性肝炎演變成肝硬化這條路。真正到了肝硬化再治療，效益就不大了。

從二〇二〇年九月二十八日開始，成人健檢項目納入了B、C型肝炎病毒的檢查。檢測年紀從四十五歲到七十九歲，原住民則提前到四十歲，在健檢時檢驗是否有B肝表面抗原和C肝抗體。

這個政策其實類似普篩，一生一次免費，也能了解自己的肝臟健不健康，透過抽血檢驗，先確認體內是否有B型肝炎或C型肝炎病毒存在。另外，透過檢驗肝發炎指數，包括ALT和AST，確認有沒有異常和發炎。抽血的第三個目的是檢測甲型胎兒蛋白，這是肝癌的參考指數，驗血若確認有B型肝炎或C型肝炎，加上甲型胎兒蛋白數值過高，就要小心肝癌了。

抽血以外還要做超音波檢查，看看肝裡面是不是有腫瘤或者結節。有些肝癌病患，特別是直徑小於三公分的肝癌，大概有三分之一比例的患者，血液中甲型胎兒蛋白還是正常，所以只靠抽血檢驗甲型胎兒蛋白仍不夠，一定要搭配腹部超音波檢查。

不服用來路不明的保健食品

就肝癌而言，極早期（有人用零期）到早期（有人用A期。編註：即頁七五表格中的「巴塞隆納肝癌分期」法）的肝癌大部分是單獨一個，小於二或三公分，比較容易治療，可以開刀或電燒，一根針扎到腫瘤中，就把癌細胞燒死。當然，能在早期（A期）以前發現是最好的，中期（B期）是中間的灰色地帶，治療結果可好可壞，到了晚期（C期），甚至末期（D期），比較可能轉移；愈到後期，預後愈差。年紀大小和肝功能好壞沒有關係，肝的問題通常是發炎久了，一再纖維化，慢慢累積變成肝硬化，和時間有關，如果沒有B型肝炎和C型肝炎，而且沒有酗酒，始終好好照顧肝臟，即使到七、八十歲，肝功能也和年輕人一樣，壓力大對肝臟並沒有直接影響。

要維護肝臟的健康很簡單，關鍵就是不要傷害它，正常的作息和健康均衡的飲食，就這麼簡單。不需要所謂的保健食品，特別是成分、來路不明的東西，大家務必抱持正確觀念，世界上沒有保肝的藥，只有傷肝的商品，不要輕易受騙。

即使是B肝帶原、C肝帶原，一發現就馬上治療，現在醫療技術先進，即使是急性C型肝炎都有全口服C肝藥物治療，就是為了預防未來走向慢性肝炎。

在台灣，酒精對肝的影響不如B肝帶原、C肝帶原，一般人得酒精性肝病其實沒有想像中的多。當然，酗酒這樣的行為還是盡量避免。

定期追蹤發現無聲癌症

如果肝硬化了，每三個月抽血一次檢驗甲型胎兒蛋白，並做腹部超音波檢查；沒有肝硬化，至少六個月到一年做一次，頻率跟病況有關。早期發現，有效治療，最重要的是要定期追蹤。

絕大多數的肝癌沒有症狀，千萬不能等到有症狀，才懷疑自己有肝癌，一定要定期追蹤。有些人以為檢查報告上AST、ALT的數值正常，就表示沒有肝癌，這是錯誤觀念，肝癌患者的肝功能數值可能完全正常，因為肝癌長在肝臟裡面，不一定會影響肝功能。

一般常用的正子掃描對肝癌的診斷其實有其限制，譬如明明有顆肝癌長在肝裡面，但是正子掃描可能只看得出來一半，這就像賭博一樣。如果肝癌有顯影而其他部位沒有顯影，表示肝癌應該沒有轉移。肝癌是很乖的一個癌症，不太容易往外轉移，曾經來台演講的日本教授說，肝癌是害羞的腫瘤，通常躲在肝裡面，到了最後才跑出去。

慢性肝炎會演變成肝癌，都是自己造成的，所以一定要從源頭開始預防，早期發現、有效治療，就不會養虎為患。肝臟移植不是簡單的事情，移植以後須終身使用抗排斥藥，非常辛苦，並不是移植完就無事一身輕了，生活會受到很大的影響。所以，釜底抽薪，最好的方法就是預防。

新藥物即時腰斬肝炎病毒肆虐

許多病人最常抱怨的就是，生活作息正常、飲食也均衡，不嫖不賭，為什麼還是走到肝硬化這一步，甚至罹患肝癌。遇上了，患者當然非常哀怨，這也是醫生最無奈的地方。

我的表哥是因肝硬化導致肝衰竭而過世，甚至還沒有演變成肝癌，我眼睜睜看著他住院好幾個月卻出不了院，就這樣離開人間。那時候我已經是主治醫師，一樣束手無策，那是一九九〇年代，B肝、C肝藥物還沒有問世。

手中沒有利器不能從死神手中搶救生命，對於醫生來說是遺憾之最；後來有了干擾素、口服抗病毒藥物，那景況真是天壤之別，我們終於有機會腰斬病毒，遏止病毒為害了。

正常的作息和健康均衡的飲食是養肝的基本。我通常在十一至十二點之間入睡，早上大概六點到六點半左右起床，睡眠六到七個小時就足夠。因為工作的關係，不太可能三餐天天在家吃飯，但會提醒自己多吃青菜，也會盡量帶便當，掌握飲食內容。

不同癌症的預防和治療多少有所差異，我們治療肝癌的優勢是，當今醫學已研究得非常透徹，只有少許部分還不太了解，譬如免疫細胞跟肝癌的關係就還需努力。不過，老話一句，基本功練好，別讓癌細胞找上你，那是可以預防的。

TIP

提醒 1 2 3

提醒1：健康檢查時要抽血檢驗甲型胎兒蛋白、超音波檢查。

提醒2：慢性肝炎可能演變成肝硬化，有肝硬化的患者是肝癌的最高危險群。

提醒3：好的作息、飲食和運動是基本，也是不讓身體發炎的起手式。

●巴塞隆納肝癌分期

分期	全身健康狀態	肝癌腫瘤性質	治療方式
零期（極早期）	體能無狀況，可健康生活。	原位癌、單顆、二公分以下。	此時患者的預後、存活率最好。
A期（早期）	體能無狀況，可健康生活。	單顆腫瘤小於三公分，腫瘤二、三顆，每顆皆小於三公分。	A期肝癌病人預後很好，可盡量採手術或射頻燒灼術治療，以完全清除腫瘤。
B期（中期）	體能無狀況，可健康生活。	單顆腫瘤體積超過五公分，或是多發性腫瘤，大小超過三公分。	以手術或電燒完全清除腫瘤的難度提高，無法開刀或電燒者，建議採取經肝動脈化療栓塞治療，或合併其他治療。

分期	全身健康狀態	肝癌腫瘤性質	治療方式
C期（晚期）	有症狀，但無影響，或可以自我照顧但無法工作。	腫瘤侵犯到肝內血管，淋巴轉移或遠端器官轉移。	當腫瘤位置已散發、必須進行標靶藥物治療或免疫治療等全身性藥物治療。
D期（末期）	無法自我照顧，一半時間需臥床或坐輪椅，嚴重失能。	不論腫瘤大小、幾顆、是否轉移，只要患者的肝臟功能差，肝機能嚴重衰退即為末期。	這時治療棘手，預後多半不好，存活率低，採支持性療法。

註：肝癌有的以期別分類，有的以ABCD分類

大腸直腸癌

目前在台灣發生率第一名；死亡率僅次於肺癌、肝癌，排行第三，也是健保推行早期篩檢四大項目之一。

名醫相談室

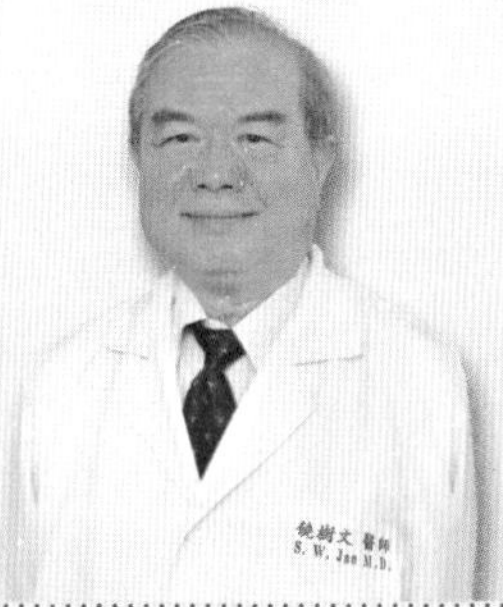

饒樹文

三軍總醫院大腸直腸外科
主治醫師

大腸癌各期別病患五年存活率（%）

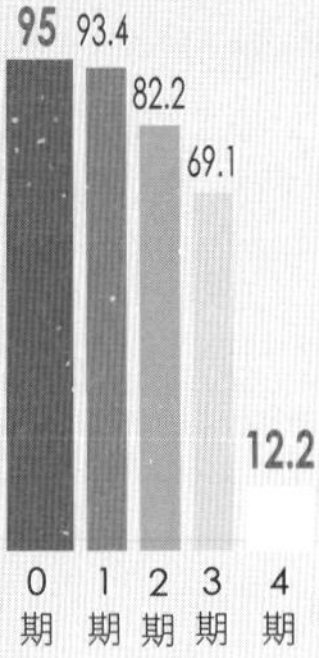

大腸癌各期別病患人數比率（%）

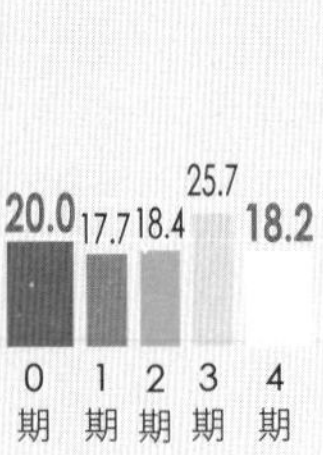

總人數16247人

〈資料統計至2019年〉

我曾經有一位三十多歲的女性病患，她是一般上班族，因為子宮內膜癌就診，婦產科檢查出她帶有HNPCC家族突變基因，將她轉到我的門診檢查。結果，大腸鏡一做，發現了大腸癌。

大腸癌切掉後，子宮內膜癌、大腸癌都好了，事隔五年定期追蹤做電腦斷層時，發現了胰臟癌。也就是說，她因為家族基因得到三種癌症，但不是轉移，因為三個癌症都是原發，幸好早期發現，多是第一、第二期，存活率比較高。這是病人自己有健康意識，早期發現早期治療的例子。現在她活過了十五個年頭，至今生龍活虎，差不多五十歲了。

早期篩檢的好處，需要不停宣傳。國人比較常罹患的大腸直腸癌，五年存活率零期大概百分之百，一期大概九三％，二期大概八二％，三期大概六九％，四期大概十二％，早點治療的效果真的很不錯。

之前政府一直推廣有家族病史的人免費做大腸鏡，我有位病人沒有任何症狀，單純因為女兒罹患大腸癌這個家族史前來接受檢查，結果發現直腸癌，檢查後就切掉，至今十多年沒有復發。她的女兒是三十多歲時得到大腸癌，只是發現得太晚，開刀發現淋巴腺三十八顆腫瘤中就有三十七顆是陽性，後續治療的難度完全不同。

根據國家提供的糞便潛血篩檢數據來看，固定兩年做篩檢的人口只有四〇%，五十歲以上接受篩檢的人口只有六〇%，很多人不在意早期篩檢。其實當篩檢比例達到六〇%，癌症死亡率可減少三六%。而且經由篩檢發現的大腸癌，大概七成以上都是早期，第一期、第二期或是零期的，第四期大概只有七%，如果是一般非定期篩檢的病人，發現大腸癌第四期的比例高達二〇%，甚至二五%。

以篩檢比率來說，目前還有四成的空間要努力。如果四十至五十歲的人都能接受糞便潛血的定期檢查，有家族史的人再提前檢查，相信大腸直腸癌的死亡率會再降低。

發生率第一名的大腸癌

從大腸直腸外科醫學會二〇一六年的統計數據來看，台灣的大腸癌發生率是世界第一，每十萬人口有四十七個大腸癌症患者，超過第二名韓國的四十五個；健保署的統計資料則是第五名。儘管人數有點出入，但台灣大腸癌發生率不是第一名就是第五名，還超過美國。

大腸直腸癌死亡率僅次於肺癌、肝癌，排行第三，也是健保推行早期篩檢四大項目之一。有人將大腸直腸癌稱為富人病，通常是吃得太油膩，造成膽固醇和血脂肪太高，換句話說，與飲食習慣息息相關，尤其是紅肉攝取量大增，加上青菜吃得少，運動少，以及抽菸又喝酒。

現代人不知不覺攝取過多的醃肉、加工肉品、毒油等，尤其外食族很難控制或了解商家用油品質，有些店家使用回鍋油，油都變黑了，形成過氧化物的自由基，這是一種致癌物質；除此之外，我也建議盡量不要食用再製品。

美國政府曾委託一位教授研究牛肉與疾病的關係，發現牛肉所含的油脂形成的脂肪膽固醇進入人體，在大腸中的細菌分解後，會產生一種致癌物質，攝入膽固醇脂肪愈多，得到大腸癌的機會愈大，因此他的結論是建議不要吃牛肉。

喝酒也會引起大腸癌，尤其是啤酒。酒一進入體內，酒精去氫酶會分解成乙醛，再被醛去氫酶分解成乙酸排出去，乙醛對大腸是有毒性的。大部分的乙醛去氫酶存在肝臟及小腸，較少在大腸，所以酒進入人體在小腸就大部分消化掉了。一般人喝啤酒都是大杯、大杯喝，一下子沖到直腸去，因為量大、沖下去的速度快，大腸的乙醛去氫酶量少，乙醛因而堆積在大腸，容易誘發大腸癌，所以喝酒、抽菸都可能引發大腸癌。

要預防大腸癌，建議多吃益生菌，有助於抑制大腸內有害細菌，減少致癌物的產生。

家族性病史與遺傳基因

大腸癌患者有少數屬於家族性大腸瘜肉症，比例約一％，就是患者腸子裡大概有上百顆大腸瘜肉，這類病人帶有一種APC（Adenomatous Polyposis Coli）基因。帶有APC基因者，可能十多歲開始長瘜肉，所以有這樣家族史的人，一定要提早做大腸鏡檢查。

如果置之不理，根據統計，大概三十八歲左右就會變成癌症，建議在二十歲左右先做大腸鏡檢查，確定有多發的瘜肉後，做全大腸直腸切除與迴腸袋肛門吻合術。研究顯示，如果不治療，可能四十三歲前後離世，所以我建議要早一點檢查、治療。

我有位病人就是家族性大腸瘜肉症，十幾歲時確診。她兩位哥哥都做了手術切除。我們等她二十多歲時做大腸直腸切除術及迴腸袋肛門吻合術，至今已經二十多年，預後很好。

家族史的大腸癌有好幾種，其中一種HNPCC，就是遺傳性非瘜肉性大腸直腸癌。如果兩代當中有三個人得到大腸直腸癌，兩個人是一等親，三人之中有一位小於五十歲，就可稱為HNPCC家族。這種癌症比較早發，後來發現其他癌症也和這個基因有關，是基因修復錯誤所產生。

除了大腸直腸癌症外，子宮內膜癌、卵巢癌、胃癌、腎臟癌、胰臟癌，甚至腦癌，都可稱為HNPCC家族相關癌症，也都有相同的基因突變，現今有新的Bethesda Guideline，可謂廣義的HNPCC家族。如果檢測出帶有這種基因突變，一生中得到大腸癌的機率是八成，也有可能罹患其他癌症。

美國有位醫生在小鎮執業時，一位婦人前去看病，每次都提到她將來會死於大腸癌。醫生覺得很奇怪，她怎麼可能知道？於是問她：「你怎麼知道自己會得病？」她回覆：「因為我家族很多人都死於大腸癌，所以我覺得自己也會死於大腸癌。」

由於這位患者反覆宣稱自己是癌症家族的一部分，醫生開始朝遺傳性癌症潛心研究，終於發現HNPCC基因和癌症的關係。後來遂以醫生的名字亨利・林奇（Henry Thompson Lynch），將遺傳性非瘜肉結直腸癌綜合症稱為林奇氏症（Lynch Syndrome）。

定期檢測的重要性

大腸鏡是診斷大腸直腸癌比較精確的方法，用糞便篩檢則相對經濟，篩檢結果有問題，再做大腸鏡。不過糞便篩檢並非百分百沒問題，有時會出現少數偽陽性及偽陰性，所以提倡五十歲以上至少做一次大腸鏡，若在照大腸鏡時發現瘜肉，可直接切除。

大腸癌在五十至六十五歲之間是發生的高峰期，現在健保給付糞便潛血篩檢是五十至七十四歲，每兩年做一次。五十歲做一次大腸鏡，如果沒有問題，以後五到十年做一次；假如發現瘜肉，就要再提早一點。一般來說，大腸癌約九五％都是從瘜肉轉變而來，如果增生性瘜肉是良性的，不需切除；如果是腺性瘜肉，建議拿掉，以防將來變成癌症；絨毛性瘜肉是最容易變成大腸癌，有時會長得大一點，愈大代表惡性機會愈高；其次則是腺性瘜肉。

我有一位病人沒有任何症狀，因為做婚前體檢而發現大腸癌，手術切除至今十五年，育有兩個小孩，身體狀況安好，保持定期追蹤。所謂真正的早篩就是希望在沒有症狀之前發現病況。

那麼有哪些症狀時要提高警覺、盡早就醫檢查呢？以左側大腸癌來說，因為離肛門近，一出血就會發現，痔瘡的血是鮮紅色，如果是暗紅色、帶黏液的血，或糞便裡面有血，多半是大腸出血。

癌症長在左側大腸會刺激直腸，患者會一直想大便，可是如果腫瘤大到引起阻塞，則有一種解不出大便的感覺，我們稱為「裡急後重」，就是想大便又解不出來。左側大腸癌是痛在下腹，右側大腸癌通常痛在上腹，痛的位置不一樣。左側大腸癌的大便習慣改變、出血症狀會比較明顯。右邊大腸癌因為出血經過很長一段距離，排出來已經看不見，肉眼不容易判斷，只有檢驗大便會有潛血，因為這種出血是長期慢性流失，會產生貧血症狀。很多右側大腸癌的病人，容易全身疲倦、頭暈、臉色發白，檢查後才發現貧血，但有時會誤以為是缺鐵性貧血，長期服用鐵劑反而延誤了治療。

此外，十二指腸潰瘍也會造成貧血、大便潛血及上腹痛，所以這些症狀很容易誤以為是胃潰瘍或十二指腸潰瘍。如果這個時候照胃鏡，患者正好又有潰瘍，很可能誤診為十二指腸潰瘍、消化性潰瘍。

所以我們一直宣導，貧血一定要做大腸鏡，不能只做胃鏡或者給予鐵劑治療貧血，如今這種延誤診斷的現象已經愈來愈少。同時，右邊大腸因為比較寬，腫瘤要長得比較大才會產生阻塞現象，診斷時多半可以摸到硬塊。右側大腸癌的常見症狀有：摸到腫塊、消化不良、上腹疼痛、貧血，還有大便潛血，這些都是必須注意的狀況。

活下來需要更多的信心和準備

我有一位病人，八十歲時檢查發現罹患乙狀結腸癌，因為肝臟已有多處轉移，外科無法切除，改用標靶及放射治療大腸癌部位。三個月之後，因為肝臟還是沒辦法切除，繼續用放射治療肝部病灶，並施打標靶藥物。現在有立體定位放射治療，能夠精準照射，照完之後三個月評估發現，還是無法切除，再打三個月的標靶，前後超過九個月。九個月之後評估發現腫瘤縮小了。於是我們決定把大腸切掉，肝臟也切三塊下來，結果大腸和肝臟切下的標本，統統找不到癌細胞了。

這是一個奇特的案例，患者剛就醫的時候，沒有辦法切除肝轉移的大腸癌，療程結束卻完全不存留癌細胞。在以前年代，八十歲的老人家根本不敢想像又做化療又做放療，尤其是這位老先生外形瘦瘦小小的，居然能夠撐過放療、化療和大手術，真的是非常配合。至今開完刀兩年多了，沒有復發。

我在看診時，常常遇到許多病人提出治療之外的疑問，像是醫療費用。年輕時買保險的確有幫助，譬如防癌險和實支實付型的醫療險。

會這般建議是因為，癌症治療費用昂貴，很多新的治療及藥物並不在健保給付範圍之內，或是有給付時間的限制。我有一位大腸癌症病人發現肝、肺轉移，因為早年買了較周延的保險，每次住院有六萬元醫療給付，各項治療及藥物的使用較不受限制，如此活了八年，幾乎是與癌共存的境界。一般人如果沒有醫療險，就不太可能負擔這麼久的藥物治療。

此外，人工肛門也是很多患者的疑問，害怕做，有時候又不得不做。事實上人工肛門很好照顧，並沒有想像中那麼恐怖。很多病人做完人工肛門照樣上班，幾十年都沒有影響，每天只要灌一次腸就好，比有些人便祕還好解決。

有些人因為誤解、不了解，堅持不接受治療，導致生活品質大受影響，甚至性命難保……我真心希望大家能接受醫生的建議，不要因為害怕而錯失治療良機。

TIP

提醒123

提醒1：有家族史且有基因突變者，二十歲時就要注意，可能衍生出不同的癌症。

提醒2：大腸鏡是診斷大腸直腸癌比較精確的方法，糞便篩檢相對經濟實惠。

提醒3：貧血也可能是大腸直腸癌症的病徵之一，勿掉以輕心。

乳癌

為台灣十大癌症死因的第四位，但早期發現多半預後良好，大部分開完刀，做完化學治療，吃抗荷爾蒙藥物五年，就可結束療程。

名醫相談室

台大醫院外科部主任 **黃俊升**

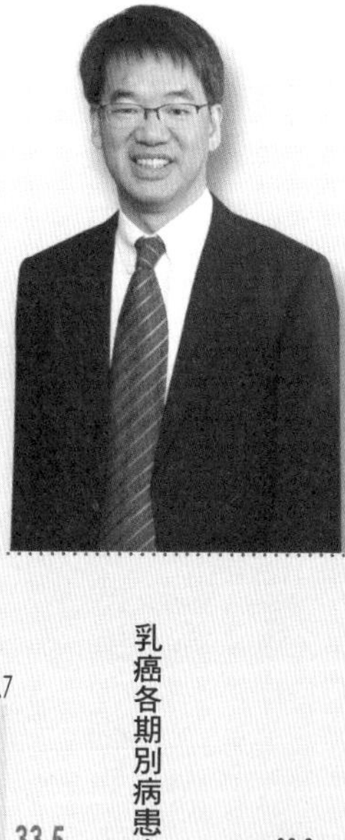

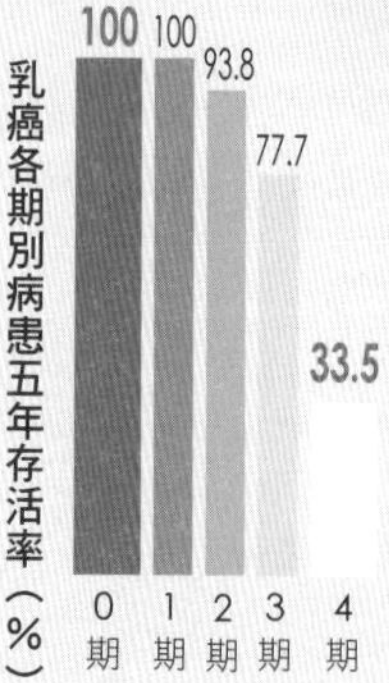

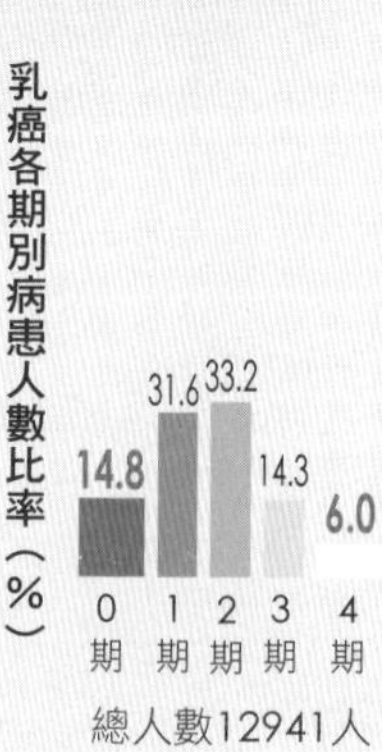

〈資料統計至 2019 年〉

早期，常常在臨床上看到許多腫瘤很大的病人，現在偶爾還會看到，可是相對少很多。我記得有位病人，約六十多歲，發現時整個乳房都是大腫瘤，每次回診都是兒子陪著來，她總用台語說：「感謝醫生！幸好有醫生你。」

那時候真的會覺得這個病人一點也不囉嗦，相較有些病患是一坐下來就拿出一張紙，上面寫著密密痲痲的問題，有時候一天看診累了，也只能勉強打起精神回答。但是當病人非常信任你，把健康完全交給你，醫生自然會為患者好好設想，所以我對這位病患印象很深。開刀之後她好了，後來就消失了，不知是因為復發還是其他問題。通常復發的病患會轉到腫瘤科做後續治療。所以，某種程度是幸運的，雖然是治療癌症，我較少直接面對病人生死。

台灣年輕乳癌患者比較多，在流行病史上，我們一直認為台灣的乳癌跟歐美的狀況有點不一樣，但隨著台灣人均壽命愈來愈長，罹患乳癌的年長者也愈來愈多。

有一次我在超音波室，幫一位約三十歲出頭的病人做超音波檢查，一看就知道是乳癌。我幫她做穿刺，暗示她可能是乳癌，做了穿刺後要預約回門診看報告，病人當場眼淚就掉下來。

她說：「醫生你一定要幫我，我的小孩還小。」

我看過很多罹患乳癌的年輕病人，最常講的話就是這幾句：「我的小孩還小。」「我要陪他們長大。」

看到病人來門診、化療，有家人的支持，尤其是年輕婦女有先生陪伴，就會替病人感到欣慰。其實乳癌的病人預後都很好，大部分開完刀，做完化學治療，早期發現吃抗荷爾蒙藥物五年就沒事了。

五年後治療結束了，我們會跟病人講，記得半年、一年回來追蹤。有時候病人回來檢查，先生還是陪著來，就像是好久不見的朋友，感覺大家都老了一點，但還認得出來，這樣滿好的。有時候會想到以前治療的病人，不知還在不在，這種關係的羈絆，也連結到知道她不是一個人，背後有家人的陪伴，尤其是先生的支持，覺得安心些。

一般而言，我們多半建議病人保留乳房，保留乳房才能忘掉乳癌這件事情，忘記自己是乳癌病人，如果切掉乳房，每天洗澡、每天看著自己，感覺乳癌好像還在。可是，一旦保留乳房，形體上沒有太大改變時，比較容易忘掉。

有些病人會說，罹癌後，在家裡反而像個女王一樣，事事有人代勞；治療告一段落後，等到先生說碗可不可以還是妳洗，通常代表癌症已成過去，我想能回復罹癌前的生活，當然是再好不過了。

乳癌可以預防嗎？

乳癌基本上沒有辦法預防。我們先來談乳癌的危險因子。

很多人發現得了乳癌，但自身並沒有什麼危險因子，像是家族沒有人得乳癌；初經沒有來得特別早，並非十二歲前就來；停經也沒有特別晚，五十五歲以前就停經；生育年齡沒有比較晚，在三十歲前就當媽了。過去有研究顯示，罹患乳癌者有八〇％找不到特別的危險因子致使罹癌。

台灣當今的生活型態不同以往，三十歲以前生小孩的女性愈來愈少，某種程度而言，乳癌增加可能和社會變遷有關，所有乳癌危險因子，包括初經、停經、生育等都和現在生活習性有關，但也很難改變。

以前我跟病友演講的時候，有人說，太晚懷孕容易得乳癌，所以希望女性早點生育，可是等到發現早點生育了仍舊罹患乳癌的時候，說不定就會後悔。最麻煩的情況是，較早有性生活又沒有生育，不僅可能得到乳癌，還加上子宮頸癌。

另外一個變化是飲食。研究發現，夏威夷的日本人罹患乳癌的人數提高，風險增加了，原因是，從日本搬到夏威夷，飲食習慣改變，偏向西化。這個研究說明了癌症跟環境有關，夏威夷大環境很不錯，所以最有可能的因素就是飲食習慣。

此外，就是家族史。家族有人得了乳癌，甚至做了基因檢測，發現真的和知名影星安潔莉娜・裘莉一樣，有BRCA1和BRCA2乳癌基因，這個危險因子是避免不了的。

至於初經來得早，可能跟小時候吃了很多西式食物（例如漢堡）有關，這個因子可以藉由多運動來平衡。關於停經時間，目前還沒有任何研究表明如何早點停經；真要早點停經，只能把卵巢拿掉。

不過，遠離、甚至避開這些生活中的危險因子，都不是真正實際可行的方法，所以才會說乳癌是不能主動預防的。

女性荷爾蒙暴露量多，罹患乳癌機率高

我們現在有被動預防，或者稱之為二級預防（Secondary Prevention），指的就是篩檢。

目前有種針對風險做法是：調控和乳癌相關的荷爾蒙。

藥物「泰莫西芬」（Tamoxifen）是乳癌患者的用藥，效用是和女性荷爾蒙競爭荷爾蒙接受體的結合，讓女性荷爾蒙不會跟癌細胞的荷爾蒙接

受體結合，透過這種方式來治療乳癌。後來也發現該種模式可以預防乳癌，針對高危險群，像是帶有ＢＲＣＡ基因的女性，她們未必像知名影星那麼有勇氣，並不想把乳房切掉，這個時候可以服用泰莫西芬預防乳癌。

除了吃藥以外，切除卵巢也是一種方式，如果年齡已經超過四十歲，不再生育了，又很擔心乳癌上身，另一個做法就是把卵巢拿掉，等於是提早進入更年期。那麼四十歲會不會太早？當然會有缺乏女性荷爾蒙可能造成的問題，像是增加心血管疾病之類。

乳癌發生和女性荷爾蒙的暴露量相關，所謂初經早、停經晚，罹患乳癌機率比較高，指的是終其一生，女性荷爾蒙暴露量比較多的人，得到乳癌的機率比較高。如何將暴露量減少到適當程度，又可以避免心臟病等疾病，並不容易，所以「在更年期後補充女性荷爾蒙有沒有風險」一直是過去討論的焦點。美國隨機分配進行的研究顯示，服用女性荷爾蒙的組別，的確更多人罹患乳癌。

一般更年期婦女服用的女性荷爾蒙是雌激素再加上黃體素。哪些婦女需要補充黃體素加上雌激素？子宮還在、停經的人。如果子宮因為肌瘤或其他因素切除了，停經後無需服用黃體素，因為黃體素可以抑制子宮內膜增厚，如果沒有服用黃體素，只補充雌激素，會使子宮內膜變厚。

至於子宮還在的人一定要服用黃體素，否則內膜會增生。所以美國的研究分成兩組：一組是有子宮，一組是沒有子宮；有子宮的加黃體素，沒有子宮的沒有加黃體素。結果顯示，有子宮組別補充黃體素加雌激素後，罹患乳癌的機率增加了，另一組別沒有加黃體素、只補充雌激素，罹患乳癌的機率並沒有增加。

有些人經歷更年期期間，身體狀況連連，一定要服用女性荷爾蒙，如果有肌瘤也可以考慮拿掉子宮，如此一來，不用補充黃體素，可能比較不會罹患乳癌。

所謂主動預防就是採取一些措施，避免癌症發生。

BRCA基因變異的影響

癌症通常會提到家族史。乳癌明顯和家族史有關，意指家族不只一個人罹患乳癌，通常指家族有二到三個人都是在五十歲更年期前罹患乳癌。要特別留意家裡男性得乳癌，因為男性乳癌很少見，很可能是遺傳基因的問題。另外家族有人罹患胰臟癌、攝護腺癌、卵巢癌，這三個癌症都和乳癌有關，有以上家族史的人都要考慮做BRCA基因的檢測。

以安潔莉娜．裘莉為例，身為知名影星，四十歲時的她怎麼捨得在還很需要性感象徵之際，毅然決定切除乳房呢？因為研究顯示，如果要進行乳房切除要在四十歲以前。

四十歲以前不行動，也許四十一歲就會罹患乳癌。因遺傳基因而觸發的乳癌，多為三陰性型乳癌，預後比較差、治療的武器比較少、比較有問題。好消息是，近一兩年研究指出，針對BRCA基因有變化的乳癌，已經有藥物可對治。

有些人擔心，如果檢測後發現基因變化，反倒無法下決心切除乳房或卵巢，或是影響下一代的生活；有些人決定檢測，畢竟有五〇％的機會是可以安然過關的，確定沒有這項遺傳基因，接下來可以輕鬆些。打開潘朵拉盒子之前，的確需要做好心理準備。

二〇二一年六月初，針對ＢＲＣＡ癌症基因藥物的消息正式發布了。乳癌病人，尤其是三陰性乳癌患者，從此多了一個選項、一個治療的可能性，因此我們會積極提醒患者考慮做基因檢測，下一代也可以做。

我有一位朋友的母親很早就因卵巢癌往生，後來他的兄弟之一罹患胰臟癌，也就是家族中胰臟癌跟卵巢癌同時發生，之後家屬做了基因檢測，確定有基因問題，沒多久，另外一位兄弟又得到胰臟癌。

對男性而言，當家族有這種基因時，並沒有主動預防這個選項，因為胰臟和攝護腺沒辦法提早切除。女性並非不會罹患胰臟癌症，只是乳癌、卵巢癌比較多。如果有此基因，需要認真考慮早點拿掉卵巢，安潔莉娜．裘莉是先動乳房切除術，後來再將卵巢拿掉。

安潔莉娜．裘莉的新聞出現時，一些乳癌病友說安潔莉娜太不勇敢了，她們認為她應該勇敢面對可能發生的乳癌，真的發生了再和乳癌戰鬥，她的做法就像沒有上場就舉牌服輸的感覺。

但在我看來，安潔莉娜其實是最勇敢的，她知道可能的問題，了解風險後決定怎麼做，這是理性的分析。我覺得這是東方人欠缺的訓練。面對難題，即便在資訊不足的情況下，還是必須選擇。

早先我們在進行基因檢測時，確定病人有BRCA的問題，但常常發現，如果不是患者自己摸到腫塊，大都認為不嚴重。比如，我們發現乳癌是零期，將腫瘤拿掉，後來又知道有BRCA問題的時候，會建議患者考慮像安潔莉娜那樣，將兩邊的乳房切除，以確保不會發生不能治癒的乳癌，可是多數患者並不願意。

不同風險層級的篩檢策略

被動預防，就是前文所謂次級預防——篩檢。雖然沒有採取主動方式讓癌症不要發生，但希望發生的時候，能夠早期發現、早期治療，預後就會好一點。

這是為什麼高風險族群需要比較密集的追蹤檢查，低風險族群不需要，甚至高風險族群太早或太密集做乳房X光攝影，也會擔心X光反而引發乳癌發生，所以有遺傳基因問題的人應該早點考慮做乳房核磁共振篩檢。那麼年輕人，例如三十歲時做X光攝影，會不會反而增加罹患乳癌的風險？沒有人可掛保證。至少核磁共振沒有輻射線問題，所以本身是高風險或低風險，或者是一般風險的人，篩檢策略都不一樣。

如果家族有人得乳癌，自己沒有生育或者很晚當媽媽，而且初經來得早、停經又晚，即便沒有BRCA基因問題，鑑於家族有人罹患乳癌，也是需要提早篩檢的高風險群。

健保針對四十五歲以上的婦女，提供每兩年一次免費乳房X光攝影。在每兩年的乳房X光攝影期間，如果乳腺緻密或自我檢查覺得怪怪的，建議到醫院安排乳房超音波檢查，也就是一年做乳房X光攝影，一年做乳房超音波檢查。而針對有BRCA基因問題的人，更應該考慮自費做核磁共振檢查。

由於核磁共振一般收費大概是一萬五千元，沒有症狀的人需要自費。即使沒有BRCA基因的問題，可是本身有很多危險因子，想要小心預防，當然可以考慮自費核磁共振檢查。

所以，主動預防和被動預防如何運用，端看危險因子而定，都可以和醫師討論、適當安排。

乳房自我檢查有用嗎？

以前有一種講法，女性發現乳癌通常都是先生或自己摸到發現，不過或許大家也注意到，衛福部或者國民健康署已經不再推動乳房自我檢查。

一九九七年，台灣成立乳房醫學會，我們邀請美國學者來台，他們分享在中國做的大型研究報告，研究時將紡織廠女性從業員，總共二十多萬人分成兩組，一組教她們做自我檢查，另一組沒有做任何事情，追蹤她們有沒有發現乳癌。

結果發現，有自我檢查這組發現乳癌的數目，跟沒有自我檢查這組發現乳癌的數目是完全一樣的，並沒有因為自我檢查而發現比較多乳癌，而且，自我檢查這組發現的乳癌期別也沒有比較早期。所以，有沒有自我檢查的結果根本沒什麼差別。

當然，有人會懷疑，會不會是自我檢查做得不夠正確或是檢查方式有誤等其他因素，或者這些二十幾萬人陽奉陰違，沒有學好也沒有照著做？可是從一個參數發現，她們的確認真地自我檢查了，因為良性腫瘤發現的數目在自我檢查這組的確比較多。

為什麼會這樣子呢？因為良性腫瘤比較容易摸到。我們形容良性腫瘤的界線清楚滑溜可動，如果摸到一個腫塊在乳房上，和周圍的組織很不一樣，就是了。

我曾經這樣跟學生比喻：這就類似一個西方人坐在教室裡，我們一眼就看得到，頭髮、膚色都不同，若是一個大陸人和我們坐在一起，對方不講話則分辨不出來。乳癌就像小時候我們常聽聞的「匪諜就在你身邊」。

我們對乳癌的形容是，局部比較硬，平時不會摸到很清楚的界線。摸乳房就是某個地方摸起來比較硬一點，可是又說不清楚跟旁邊組織的差別在哪裡，好像那裡有東西、又好像沒有，只是覺得那地方稍微硬硬的這樣子，所以不太容易摸出來。

可是如果是良性的腫瘤，就像有顆雞蛋、小鳥蛋或鴿子蛋，摸得出來，兩者是不一樣的。上述大型研究的結論是，自我檢查對乳癌的發現、篩檢、早期發現並沒有幫助。

大哉問：乳房要不要保留

如果已經進入治療期了，乳癌的類型和期別，孰輕孰重？

期別和類型是相關的，通常零期的乳癌不管類型，因為零期乳癌的癌細胞都在乳腺管裡，開刀就清除完畢，癌細胞沒有跑到腺管外或是乳房外，沒有擴散到血液中，只要確定是零期，開完刀，就算結束，頂多加放射線治療。如果是切除整個乳房，也用不到放射線治療，所以零期乳癌是不管類別的。

非零期的乳癌，也就是一期、二期、三期、四期，最重要的就是分子類型。分子類型是看荷爾蒙受體，以及 HER-2 標靶是陽性還是陰性，不同類型乳癌的治療方式完全不一樣。如果 HER-2 陽性或三陰性（荷爾蒙受體陰性，HER-2 也陰性）乳癌，可能要考慮先做化療。

三十年前，我開始踏入乳癌這領域時，發現要勸大部分的病人保留乳房，很不容易。後來，有病人寫卡片給我，表示「當時沒有聽你的話，現在很後悔」。當然是來不及了。我們會很清楚地詢問病人：「你真的要切除乳房嗎？」還是很多人點頭了。

近年來強調醫療資訊共享，為了讓病人知道如何做最好的決定，我們花了不少精神，每位病人光是保留乳房、切除乳房，常常到手術的前一個晚上還沒有辦法下定決心……要最好的、又要最多的，著實兩難。乳癌病人也是這樣，想要保留乳房，又擔心復發，即使跟她說復發機率與保留乳房、切除乳房無關，仍舊難以抉擇。

我常跟病人講，切除乳房沒有帶來更多好處，不需要，並不是切掉乳房就沒事了，沒有所謂更乾淨。有時候，病人可以了解，有時候難以理解或接受，而且大部分的病人並不是完全信任醫生。所謂不完全信任是指，同樣的問題問好幾次，沒有問到心中想要的答案前不會滿意，甚至寧願找算命師。

病患沒有真正聽進醫生說的話，就沒有辦法比較理智的判斷跟思考。

我不會直接跟患者說要保留乳房，因為我希望是自己決定，沒有人可以為她負責。我們在開刀前，和病人的相處可能不超過一個鐘頭，怎麼可能在這麼短的時間內了解她的價值觀和她可能的判斷呢？

保留、切除乳房，是非常個人的選擇，只有自己知道答案。所以，我不幫病人做決定，而是建議病人自己好好感受，沒有乳房可能對生活帶來什麼改變。

我記得有一次去美國參訪。美國人單刀直入問：「醫生，如果我是你太太，你會怎麼建議？」美國醫生回答：「我太太實在好無辜，不知道被詛咒多少次得乳癌。不過我太太會怎麼選，說真的我並不知道，也幸好還未發生，沒有辦法以我們的決定來建議你該怎麼做。」

台灣病人問得比較含蓄：「醫生，如果是你的家人，你會怎麼決定？」我的回答是：「如果是我太太，我沒有辦法干涉，她選舉的時候投票投給誰都不讓我知道了。回到根本，攸關自己的生命和未來，還是要自己想清楚下決定，乳房對你而言到底重不重要，只有你知道。」

TIP

提醒 1 2 3

提醒1：我們說乳癌是不能預防的，指的是主動預防。但現在有被動預防，或稱 Secondary Prevention，就是篩檢。政府提供四十五歲以上（有家族史四十歲以上）婦女，每兩年一次免費乳房X光攝影，記得要做！

提醒2：初經早、停經晚，晚生育或沒生育，罹患乳癌機率比較高，意味終其一生女性荷爾蒙暴露量比較多的人，得到乳癌的機率是比較高的。有乳癌家族史的，風險更高。

提醒3：家裡有人得胰臟癌、攝護腺癌、卵巢癌，這三個癌症跟乳癌有關的，請考慮做BRCA基因檢測。男性也可能得乳癌，也要考慮檢測。

攝護腺癌

為台灣十大癌症死因第五位，如果是第一期發現，手術治療後的五年存活率能達到百分之百。

名醫相談室

亞洲泌尿外科醫學會祕書長
邱文祥

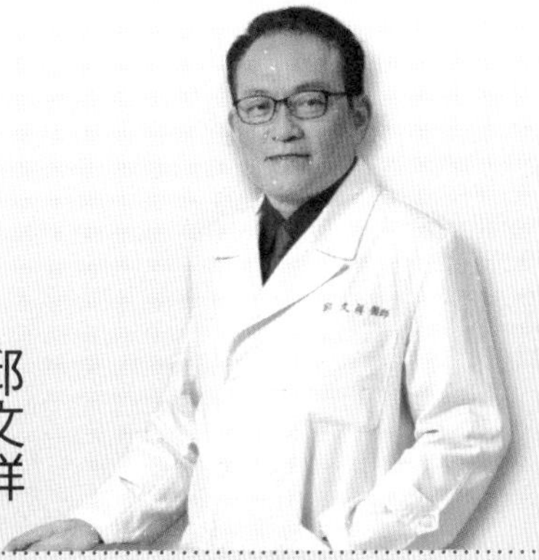

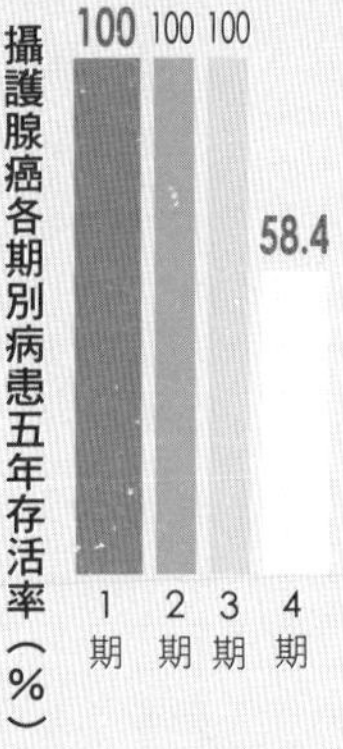

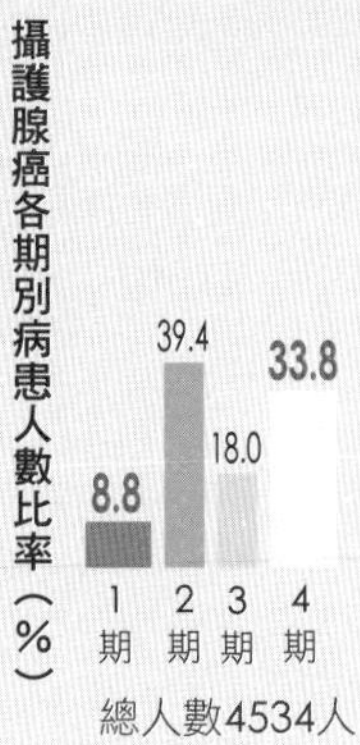

攝護腺癌各期別病患人數比率（%）
8.8
39.4
18.0
33.8
1期
2期
3期
4期
總人數4534人

〈資料統計至 2019 年〉

我常鼓勵病人，即使檢查後發現已經是第三期攝護腺癌，還年輕就應該勇於面對，不要逃避，因為現在的治療方法除了微創的達文西手術，還有荷爾蒙治療、精準放射線治療，又有新的標靶治療等等，很多醫學新方法可以幫助患者。

我有一位攝護腺癌病友，本身有家族史，發現時才五十出頭歲，正值壯年。因為哥哥同樣罹患攝護腺癌，他也抽血檢查，結果發現攝護腺抗原（PSA）指數高達十八（超過四，罹患攝護腺癌症的可能性就高，高過十的風險更高）。接近二十表示攝護腺癌症侵犯到包膜外的機會大，切片後亦證實為攝護腺癌。

那時他因為害怕不願意接受手術，拖了兩年後，因為哥哥好了，他的信心大增，鼓勵他來做達文西手術。之後，病理判斷雖然已是第三期攝護腺癌症，療程結束至今過了七年，追蹤檢驗PSA只有〇・二，表示治療結果很不錯。

行醫三十五年來，我曾遇到一位第四期攝護腺癌症，那時癌症細胞已經轉移到骨頭了。我讓他接受荷爾蒙治療後，他也逐漸穩定，最終治癒，後來持續追蹤檢驗，狀況都很好，至今已經超過三十五年。真的，攝護腺癌即使是末期，只要積極治療，仍可能有奇蹟似的治癒。

另一個奇蹟就發生在我的親姨丈身上。三十五年前，醫生診斷他攝護腺癌第四期骨頭轉移，說他只能活一到兩年。但是他到現在已經活過了三十五年，真是少見，而且無須使用荷爾蒙治療。如今已經九十三歲的姨丈，生活品質不因癌症而變質，家人沒有受到拖累，跟一般人一樣過得很好。

伴隨高齡化而來的癌症罹患率

從目前趨勢來看，攝護腺癌未來可能跟西方國家一樣，成為男性癌症的第一名。當然這是比較長遠、大膽的預測，不過也不是無的放矢，因為在美國、歐洲，攝護腺癌的罹患率已經是男性癌症中的第一名（超過肺癌）。

根據一些解剖報告指出，九十歲往生的人，如果全身解剖，有近九成的人會在攝護腺中發現癌細胞。也就是說，癌症已經跟他共存一段時間（有些癌症並不會致命），這表示攝護腺癌隨著年齡增長，發生的比例會增加。

台灣最新癌症統計資料發現，攝護腺癌已經成為男性癌症第五位。台灣每年約有五千多人診斷出患有攝護腺癌症，與十年前僅有一千多人，不可同日而語。照這樣的速度來看，我大膽預測在十至十五年後，攝護腺癌症可能變成男性罹患癌症的首位。追根究柢，這個現象跟我們生活習慣愈來愈西化有關！不可否認，我們現在的飲食習慣不同於以前傳統華人，習慣大量攝取高脂肪、油炸食物等。

PSA指數精準揪出「長壽癌」

幸運的是，攝護腺癌有血液中的攝護腺特異抗原（Prostate specific antigen, PSA），這個指數是非常敏感及重要的癌症指標。目前，全世界一流泌尿科醫學會的建議是：五十歲以上的人應該每年抽一次PSA。

如果你的**家族有攝護腺癌症患者，四十歲時就要檢驗PSA指數**。

攝護腺癌第一期患者，經由手術或者是放射線治療，都能夠達到很好的結果。手術治療後的五年存活率甚至達到九五％。

也可自我觀察：如果晚上起來小便兩、三次，有頻尿現象，就應該就醫。因為攝護腺癌跟良性攝護腺肥大的症狀一模一樣！所以專業的泌尿科醫生會做PSA檢驗，確認判斷是否罹患癌症。

PSA指數高，意指罹患癌症的可能性高，英文為likelihood，但是不表示一定得了癌症。PSA只是醫生判斷有沒有癌症的一個指標，數值愈高，表示罹癌的可能性愈高。但是，兩者不是等號，PSA指數高，不等同得了癌症。ＰＳＡ在很多情況下都會升高，有些人騎腳踏車ＰＳＡ就會升高，有些人射精完的第二天抽血，ＰＳＡ也可能升高。

單一ＰＳＡ數值的判斷並不準確，真正專業的判斷是ＰＳＡ緩升，大概一年升個〇．五，這樣的情況下，罹患癌症的機會就會增加。最近這五年，我發現癌症病人有年輕化趨勢，我猜測可能跟環境汙染有關，當然這個觀點還需要更多資料證實。

高科技讓預防醫學更進一步

所有癌症都需提早診斷、分期，再治療。以前如果發現患者ＰＳＡ指數高，會先做直腸超音波檢查攝護腺，在癌症常發生的攝護腺邊緣地區取標本，但是這是隨意切片，因此診斷率有限（約四〇％）。現在有更準確的核磁共振融合超音波切片，可以更精準地看到癌症的區域。這就如同無人機精準追蹤，我們可以跟著目標去切片，診斷率可達六〇％到七〇％

之間。此外，這個方法可以從會陰部切片，大幅減少感染的機會。

早期攝護腺癌病人的餘命大於十年時，專業醫師大都建議手術治療；如果手術風險高，則建議做放射線治療。現在有達文西手術（編註：可讓醫師透過控制台和四隻機械手臂設計，利用3D立體超高解析度視野的準確度，經由如鑰匙孔般大小的傷口，進行高度複雜的微創手術），可以將括約肌保留得很好，也能保留兩邊勃起神經，手術後大概還有五〇％到七〇％的病人可以勃起。因此，達文西機械的攝護腺切除術是當今最為國際泌尿科醫學界接受的手術治療方式。

但是如果患者生命存活期小於十年，又有諸多疾病，如高血壓、糖尿病等，雖然治療效果差一點，通常會建議放射線治療。

年紀很輕的病人，即使癌症診斷確定是比較晚期的，我們還是鼓勵手術，盡量把癌細胞切除，再加上輔助治療，預後會比較好。如果放射性治療也擋不住，則進行荷爾蒙治療。再不行，則給予化療或者是標靶治療。

突破性的荷爾蒙治療

一九四一年，美國的哈更斯醫師（Charles Huggins）及哈吉斯（Clarence Hodges）發現攝護腺癌的生長需要倚賴男性荷爾蒙，因此獲得諾貝爾生理學和醫學獎，開啟了荷爾蒙治療癌症的先河。他們的研究發現，病入膏肓的攝護腺癌仍然可以挽救，荷爾蒙治療也變成末期病患的標準療法，先把男性荷爾蒙除掉，或者給予抗男性荷爾蒙的藥物。但是，荷爾蒙治療後，大概兩年左右會失去療效，這時候就會再做化療或者是標靶治療。

針對年老者罹患晚期攝護腺癌症，在治療上我會比較保守，通常鼓勵做放射性治療，或是給予荷爾蒙治療。目前攝護腺癌轉移在免疫治療上有一點希望，但是並沒有太大突破。

除了健保的保障，我建議每個人面對自身健康還要加上其他保險的準備。未來，新的治療方法（也就是自費醫療）一定會愈來愈多，卻不可能要求健保包山包海，負擔癌症患者昂貴的治療費用，由第三責任保險公司來補健保之不足，也可減少健保費用的支出。

總而言之，攝護腺癌症患者只要樂意跟醫師合作，治療的結果是樂觀的。能早期發現，日後的醫療費用就能大幅減低。政府應該推動預防醫學，這樣可以減少健保支出，而站在民眾的立場來看，不管是罹患癌症或是治療後，也能追求更好的生活品質。

TIP

提醒 *123*

提醒1：飲食、生活習慣西化，可能提高攝護腺癌症發生率。

提醒2：半夜若因頻尿兩次以上而影響睡眠，切記看泌尿專科門診。

提醒3：如果早期檢測PSA有逐年緩升情況，一定要特別注意，接受切片檢查。

口腔癌

為台灣十大癌症死因的第六位，一般是黏膜開始出現感覺或顏色的異常，發現白斑、紅斑及口腔纖維化，就是所謂的口腔癌症前期。

名醫相談室

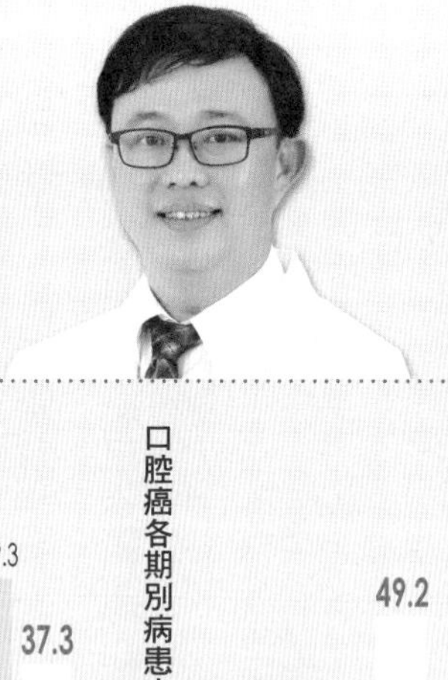

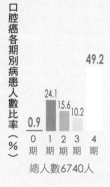

康仲然
林口長庚醫院
頭頸部腫瘤科主任

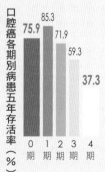

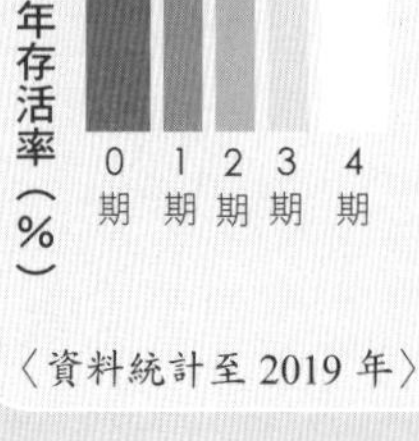
口腔癌各期別病患五年存活率（%）
75.9
85.3
71.9
59.3
37.3
0期
1期
2期
3期
4期

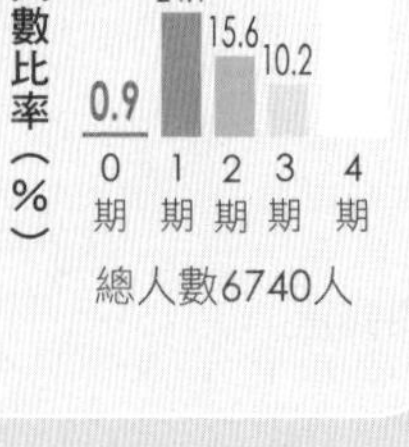

〈資料統計至 2019 年〉

口腔癌症，早期發現的機率不低，畢竟嘴裡有異狀，自己一定知道，但患者往往不願意主動就醫，或者逃避就診。

從醫多年，我印象深刻的例子有很多，最近有一位罹患舌癌的女性患者，七十多歲，二〇二一年三月疫情期間來看診。當時她只覺得舌頭怪怪的，我建議她切片檢查，但她因為害怕，沒有接受後續檢查及治療，拖到六月底再來看診時，腫瘤已經長到八公分，嚴重影響生活，最後是兒子壓著她來醫院。

當時，患者最明顯的異狀就是吞嚥出了問題，因為嘴巴中長有東西，就像嘴裡含了一顆蛋，口水會不自覺流下來，感覺不舒服，但她仍不敢就診。會延遲就醫，一來是疫情影響，二來是擔心聽到噩耗，讓家人擔心。

當我打開她的嘴巴時，發現腫瘤已經很大了。

我說：「大成這樣，不太可能是這幾個星期才發生的。」

老太太第一句就說：「我不菸、不酒、不吃檳榔，我不要治療，不要救了！」

她不相信自己會得癌症，跟一般人的反應一樣，為什麼發生在我身上！很奇妙，腫瘤就是這樣，來了就是來了，沒有明確的因果關係。這位患者口中的腫瘤長到八公分這麼大，至少是第三、第四期了。舌癌患者只要舌頭伸不出來，以前的定義是第四期，因為腫瘤已經侵犯到較深層分布的肌肉了。

但整體來說，這個腫瘤不是那麼糟糕，因為沒有發生淋巴轉移，若把腫瘤當成寄生蟲，它沒有亂跑，只是占據了部分舌頭，有機會清除乾淨。早點發現，腫瘤愈小，處理完可以保留的功能愈多，如果太大就需要補一塊皮瓣肌肉組織。現在的整型外科技術精進，如果剩餘功能尚可，甚至會嘗試接上神經，不只接血管而已，希望皮瓣多少能動，生活品質不致受太大影響。

看診時，因為醫病資訊的不對等，我會盡量把醫療上可能發生的問題，以患者聽得懂的方式說明。此外，我們的患者通常是慣用台語的年長者或者藍領工作者，所以我看診時大部分用台語，語言相近拉近彼此的距離，患者也比較容易產生信賴感。

我們當然期待早期發現癌症，早期治療效果更好。癌症治療需依賴強大的團隊，除了醫師之外，患者會接觸到管理師、營養師等等，所以如果要達到我們希望的效果，針對每個人設定的治療方針，除了手術切除乾淨外，需要施行術後電療（放射線治療）、化療，一定要走完全部療程，但往往會因為營養迅速流失、體重下降導致治療中斷。

因此，在第一時間溝通時，要給患者足夠的信心，提供治療期間相關的社會資源；說明時，情況不好就是不好，是第幾期就講第幾期，愈是清楚自身的狀況，患者愈能了解為什麼那樣治療。像這位老太太，她最擔心的就是有沒有轉移，我直接跟她說：「腫瘤沒有轉移。」她放下心中的石頭，心安就會願意接受手術，後來真的恢復得很好。

擔心復發，容易轉移，追蹤不可鬆懈

癌症治療最教人擔心的就是轉移，不管是轉移到淋巴或到其他部位。口腔癌如果發生頸部以外的轉移，最常出現在肺、肝、骨這三個地方；不管怎麼樣，癌細胞先跑到附近的淋巴結，當成跳板再轉移出去的機率最大。

基本上，我們會為患者觸診頸部淋巴結，由於多年行醫經驗，觸摸診斷有一定精準度。

口腔癌的發生是一個漸進過程，一般是黏膜開始出現感覺或顏色異常，即所謂的白斑、紅斑及口腔纖維化，也就是我們所說的口腔癌症前期。既是癌症前期，有機會早期發現，並介入阻止進一步發展成惡性腫瘤。

口腔癌大都是男性患者，通常是家庭經濟支柱，他們即使覺得不對勁，但因擔心影響工作或不願就醫而延遲。這時候，病患最害怕、也常問的問題是：「我需要氣切嗎？」「我以後是不是一輩子都要插管，是不是要插鼻胃管？」諸如此類，擔心需要別人照顧或無法工作。初期患者大都不會問：「我可以活多久？」其實很少人會這麼詢問，因為醫生也答不出來，患者真正在乎的是生活品質，以及不要影響家人。

每次患者問我治療結束後要注意什麼，我千篇一律回答：「不能熬夜！不要加夜班，不要再開夜車。」我很多患者都是貨車司機，常開夜車，因為晚上比較不會塞車，可以多跑幾趟，多賺點錢，常常早上回診時都在打瞌睡。此外，不要刻意減重，如果因治療造成體重下降，會請營養師協助回復體重。

當然，觸診只是初步，還要加上影像檢查，例如核磁共振跟正子掃描等，可以讓我們更了解腫瘤的整體性。癌症治療多採取團隊進行，確診後如需重建，會安排整型外科醫師看診。整型外科醫師的資料庫很詳盡，患者可以清楚了解手術前腫瘤的樣子、手術中切除的照片，以及手術後重建好的模樣，還有追蹤幾年以後回診的狀況等等。若是遇到病況比較複雜的案例，也會透過和其他科合作的多團隊討論，提供最適合病人的治療建議。

偶爾社會局會帶來患有口腔癌的遊民，不論他們的口腔腫瘤狀況，我們關心的是後續如何回診，因為他們有時候沒回診，下次再來門診時，腫瘤可能就長很大了。

除了無法按時回診之外，因為患者多半有吃檳榔習慣，整個口腔處於黏膜不太健康的環境中，產生纖維化後絕不會只有一個左邊，或一個右邊，可能全口都纖維化了，嘴巴打不開，張口困難，導致追蹤的時候其實看不到裡面。

中壯年男性的健康殺手

如今科技更發達了，可以利用空間內視鏡確認，達文西手術比較少用在口腔癌上面。我們整理了二〇一一年到二〇一七年成立的個案，嘗試分析抓哪個切緣，大於多少才是安全的、復發率最低的。各家醫院各有不同，我們醫院的規定是要大於四公釐，才算是切緣乾淨。

口腔癌患者以男性居多，多半是家庭主要經濟來源，得知罹患癌症時，往往裝得很堅強。看診時，他們會在兩個階段忍不住流淚，一個時候是跟他講：「你得癌症了。」震驚之餘，淚水無法止住；另一個時候是跟他說：「你好了，畢業了，可以久一點之後再來。」有人當下會感動的說：「你不看我了？這樣可以嗎？」

我通常會和患者說明生活品質和經濟負擔這兩個問題。由於頭頸癌患者多為藍領階級，我們會先請他們了解健保重大傷病資格提供的治療、重建及未來追蹤等所有醫療費用減免及補助內容，讓每位罹癌的患者可以放心接受治療。此外，目前健保可以申請的化學補助治療項目愈來愈多了，畢竟我們也不希望患者為了治療卻落得傾家蕩產，全家苦哈哈。

治療的重點在於：患者自己要充分了解醫師說明的內容，再決定治療的方式。

另外，發生的年齡也是治療方向的考量之一。如果癌細胞發生在年輕人身上，相較發生在老人家身上，因為免疫力強，癌細胞侵犯的能力也比較強。可以這樣理解：若把癌細胞當寄生蟲來看，癌細胞會以很快的速度成長，也就是說，年紀是早期發現的關鍵。

先不論復不復發，回歸到腫瘤本質，假設都是兩公分大小，長在一個三十多歲的人身上，跟長在一個七十多歲的人身上，年輕人的腫瘤就比較強，年齡是一個很大的因素，因為強度不一樣。而對於腫瘤的深度，甚至分化的程度，都會納入我們提供的治療方案考量中。

綜觀現今男性平均餘命接近八十歲，如果患者現在四十歲，好好治療，生命還很長，可以規畫未來。早期手術治療好了，通常可以降低復發；如果早期發現復發，因為醫療進步，治癒的可能也變大。

實現對病患的承諾是成就的來源

回歸最初，只要患者一有症狀願意就醫，其實無須擔心治療，不要像一開始提的那個老太太，一來診間發現腫瘤已經八公分大，即使後來我給了她很大的信心。以一個二公分的腫瘤來講，年紀已經不是重點，因為早發現，治療上就可以盡量朝保留器官功能的大方向邁進。

身為醫師，我希望自己會的東西能夠真正派上用場，假使今天開刀，可以跟病人講手術能夠完成，他能順利出院，對我而言是內心的成就感。很多老患者都是一年來看一次，持續追蹤看了十幾年，看我變胖變瘦，都不知誰看誰了（笑）。

去年開始，我跟科內同事比賽減肥，成績斐然，減了二十公斤，體態明顯不一樣，我的病人看到還擔心我是不是得了癌症。治療後追蹤多年的患者來到門診還會故意問：「今天康醫師沒看診嗎？你是代診？」也有患者看完診，走到門口特地問護理師：「康醫師『破病嗎？』（台語），他在嗎？」我聽到就會玩笑回答：「你才得過癌！」

信賴感就是這樣累積起來，聊天可以聊得很開、沒忌諱。

TIP

提醒 1 2 3

提醒1：發現口腔黏膜有異常不適感，即時就醫。

提醒2：醫生跟患者間距離愈平等愈好，資訊盡量對等，先讓對方知道罹患的可能原因、治療的效果、預估落在第幾期等事項，以及治療會如何改變生活。

提醒3：不要熬夜，不要抽菸，不要吃檳榔。

胃癌

為台灣十大癌症死因的第八位，由於台灣老年人口增加，因此近十年來台灣每年胃癌的新個案並沒有減少，大約每年增加三千五百人。

名醫相談室

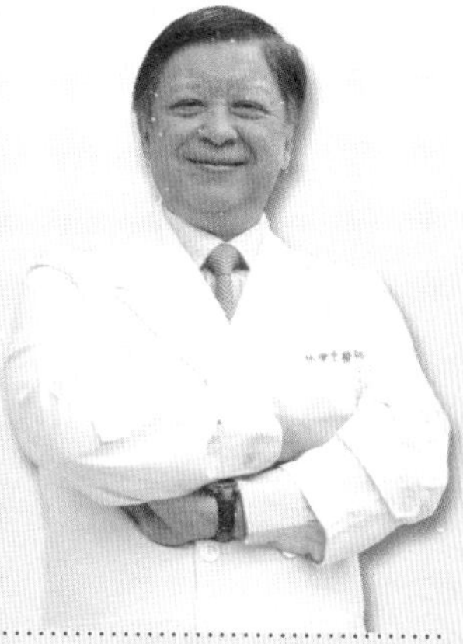

林肇堂

中國醫藥大學附設醫院
消化醫學中心院長

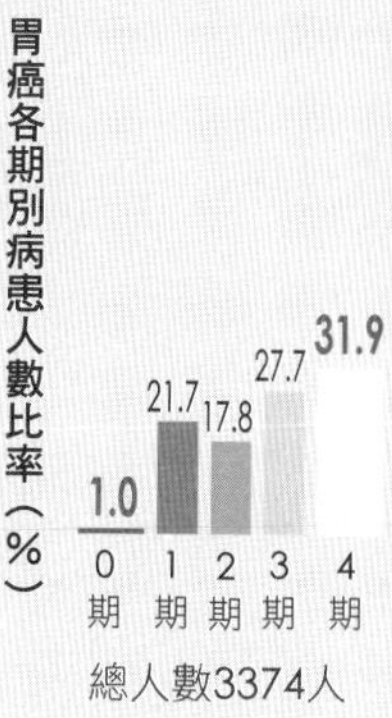

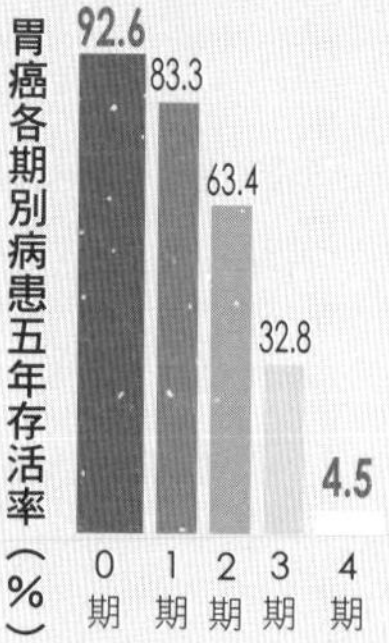

〈資料統計至 2019 年〉

癌症，對於現代人來說可說是「慢性病」，如果早期發現，控制得宜，即使罹患癌症也能度過相對健康的餘命。

從醫多年，讓我印象深刻的病例很多，其中一位是我的建中同班同學，他罹患胃癌，但因早期發現、早期治療，至今十五年還活蹦亂跳著。

我同學後來考上某大學建築系，畢業後從事建築業。因為工作關係，應酬不斷，抽菸、喝酒樣樣來，再加上作息不正常，有一天他感到胃部不舒服，來台大醫院掛我的門診。

他只是單純來看診，但我堅持一定要照胃鏡（即胃部內視鏡，俗稱胃鏡）檢查。我親自幫他照，結果發現有異狀的病變，他的胃裡有一顆小小的東西。拍了照片後，我請外科醫師手術切除病變。因為是十幾年前，內視鏡治療技術還未成熟，如果是現在，就可以在操作胃鏡時直接將胃癌切除乾淨。

舉這個例子是要提醒大家，當今醫學發達，一旦身體有異狀就要留意，盡速就醫，照胃鏡或許就會發現問題。我的同學並不是因為全身健檢而發現胃癌，而是胃酸及胃部不適來看診。當然胃酸及胃部不適未必是胃癌症狀，但是因為小問題照胃鏡，進一步發現潛在的肇因，大大改變了他的人生。

手術之後，他徹底調整生活習慣，不同於過去忙碌又混亂的作息，現在的他不菸、不酒，定期回診，非常珍惜這一遭撿回來的人生。

另外一個例子，是一位三十三歲的周小姐，父母沒有胃癌病史，當時是因為腹部不適就診，經過胃鏡檢查診斷為胃腺癌，同時有幽門螺旋桿菌感染，我立刻決定動手術切除胃癌，所幸癌細胞沒有轉移至淋巴結，之後她接受幽門螺旋桿菌根除治療，迄今十年胃癌沒有復發。

為了謹慎，她的姊姊當時也接受幽門螺旋桿菌篩檢，結果呈現陽性反應，我們透過胃鏡檢查，發現胃部有一小塊高度細胞分化不良區域（high grade dysplasia），遂請她接受幽門螺旋桿菌根除治療及內視鏡黏膜剝離術，迄今胃癌也不曾復發。

定期照胃鏡，是早期發現胃癌的利器

隨著經濟發展，飲食習慣改變及環境衛生改善，近年來胃癌的發生率有下降趨勢，但仍是全世界第五常見的癌症，以二〇一八年來說，全球有超過一百萬個新個案，其中七成以上在亞洲。發生率最高的國家依序為韓國、蒙古、日本、中國；以死亡率而言，胃癌是全世界排名第三的惡性腫瘤。

在台灣，胃癌位居十大癌症死因的第八位，由於老年人口增加，近十年來胃癌的新個案並沒有減少，每年約三千五百人左右確診。

胃癌可依癌細胞侵犯的深度分為早期胃癌與進行性胃癌。早期胃癌的定義源自一九六二年「日本消化器內視鏡學會」的定義：若癌細胞僅侵犯至黏膜層或黏膜下層，不論有無淋巴結轉移皆定義為早期胃癌，若癌細胞已侵犯至肌肉層則為進行性胃癌（或稱晚期胃癌）。

之所以如此區分，是因為早期胃癌（第零期）五年存活率可高達九〇%以上，但進行性胃癌（三、四期）五年存活率只有三二・八%（三期）至四・五%（四期）。台灣與歐美國家的胃癌病患中，只有一五%到二〇%左右是早期胃癌。日本的胃癌病患中，四〇%到五〇%的胃癌是早期胃癌，主要歸功於日本政府自一九八三年起推行的全國胃癌篩檢計畫。

全世界只有日本從一九七〇年代開始進行全國胃癌篩檢計畫。當時內視鏡檢查不是那麼普遍，所以篩檢胃癌是利用喝鋇劑照X光檢查，日本鼓勵四十歲以上的人照X光，檢查有沒有胃癌。後來有了各式胃腸內視鏡，不僅可檢測民眾的胃有沒有發生病變，更重要的是可以直接從病變中取得切片，進行病理學檢查。近年，如果篩檢出早期癌症，照胃鏡時就可以切除，診斷之外同時治療，也保持最大、完整的胃，所以現在全世界許多國家都採用日本的做法。

重點預防：不讓幽門螺旋桿菌傷害你的胃

幽門螺旋桿菌感染在胃癌發生中扮演著重要角色。從公共衛生觀點而言，透過篩檢與根除幽門螺旋桿菌，可以降低胃癌發生率，而達到「初級預防」的效果。十五年前，台灣在胃癌發生率很高的馬祖地區進行殺菌預防胃癌的臨床試驗，證實了篩檢及根除幽門螺旋桿菌，可以降低胃癌的發生率及死亡率，而早期診斷、早期治療更可以將五年存活率提高至九成以上，這就是胃癌的「初級預防」。

何謂「次級預防」呢？開刀拿掉胃癌後，理論上癌細胞已經清除了，那麼剩下的部分還會不會長出癌症？如果沒有將原先導致胃癌的危險因子真正除掉，殘留的胃組織還是可能長出新的胃癌。

既然胃癌的重要危險因子是幽門螺旋桿菌，日本於是針對幽門螺旋桿菌提出另一種預防之道，即「次級預防」。日本的胃癌患者很多都是早期，所以不會將整個胃切掉，而是利用內視鏡切除腫瘤部分，讓病患的胃完整保留下來。由於剩下的胃組織裡還是可能有癌細胞，所以日本學者將只切除腫瘤部分的患者分成兩組：一組每年照胃鏡追蹤，如果長出胃癌就記錄下來；另外一組吃「三合一」的藥物，將幽門螺旋桿菌根除，也是每年照胃鏡追蹤，如果長出胃癌就記錄下來。這兩組人一起追蹤幾年以後，他們發現根除幽門螺旋桿菌的這一組比較不會復發。這當然不是表示這組病人胃癌完全沒有復發，而是術後再發生胃癌的比率明顯減少。

一般而言，早期胃癌的症狀並不明顯，大多數的人可能只有輕微的上腹部疼痛、腹脹、消化不良、噁心想吐等症狀，通常沒有體重減輕、吞嚥困難或貧血等警訊，因此很容易忽視，這也是胃癌不易早期診斷出來的主要原因。

胃部不適的症狀不見得就是罹患胃癌，這兩件事未必相關；如果是罹患末期胃癌，兩者才是正相關。病人抱怨症狀與實際狀況常常是不一致的，例如門診有「機能性腸胃障礙」等症狀的病人約占三分之二，卻沒有人是罹患胃癌。簡單區分，有症狀的人，胃不一定變化得很厲害；沒症狀的人不代表胃沒有變化，這兩件事是分開的。但如果是末期癌症患者，病人的症狀和胃部病變就是同步的。

診斷胃癌最好的工具是胃鏡，也就是接受胃部內視鏡檢查。很多時候早期胃癌都是在全身健檢時，做胃鏡檢查意外發現。經驗告訴我，通常是關心自己身體健康、而且財務較自由的人才會接受全身健檢及胃鏡檢查。一旦有上腹痛、胃出血、胃部不適、胃酸逆流、體重減輕等症狀才照胃鏡，可能已經是末期胃癌了。因為早期胃癌常常沒有症狀，**定期照胃鏡是發現早期胃癌的不二法則**。

胃癌的高危險族群

HDGC（hereditary diffuse gastric cancer）是一種家族基因，若帶有這種家族基因，容易發生胃癌，但這樣的家族很少。由於目前已經找到HDGC基因，抽血檢驗就可以偵測是否帶有這個基因變異。最著名的胃癌遺傳家族病史是拿破崙的家族，他的家族裡許多人都罹患胃癌，最後拿破崙也因胃癌去世，因此他的後代得到胃癌的風險也比較大。

此外，胃部有萎縮性胃炎、胃黏膜腸上皮化生、胃黏膜分化不良，或者有幽門螺旋桿菌感染、家族性腺性瘜肉，以及曾經接受過部分胃切除手術的患者，或是有胃癌家族史的人，得到胃癌的風險也比較大，務必要頻繁接受胃鏡檢查。假設有大腸瘜肉，或者是家裡有大腸癌病人，建議在全身健檢時同時做胃鏡加大腸鏡檢查（上、下部位一起做），麻醉後，差不多五分鐘就結束了，再加上大腸鏡檢查不過多二十分鐘，一舉兩得，有點像定期去牙醫診所洗牙一樣，每兩、三年就檢查一次，才能提高早期胃癌及大腸癌的發現率。現在全身健檢大都是精準醫療，可依據患者量身打造個人需要的內視鏡檢查。

早期胃癌是可以治癒的，預後甚佳

胃癌分為早期胃癌與進行型胃癌。若以國際聯合癌症協會（The Union for International Cancer Control, UICC）的TNM系統（編註：腫瘤大小〔T〕、腋下淋巴結轉移與否〔N〕、遠處是否轉移〔M〕）再細分，第一期胃癌五年存活率大於八〇％，第二期五年存活率約六十三％，第三期五年存活率約三十二％，第四期胃癌五年存活率則小於五％。

上述數據是不同分期患者的平均存活率，不能解讀為第一期的胃癌患者一定活得比第二期或第三期的患者還要久。但，不可否認的是，若能早期發現、早期治療，一般而言，都會有更好的預後與更長的存活時間。早期胃癌經手術後，多屬於可治癒的疾病。

以胃癌來講，早期發現就有機會早期治療。如果太晚發現，用什麼方法治療都難以改善。如果一個人四十歲開始每年照胃鏡，可能在四十歲左右發現人生第一個癌症，而且是早期的，經由開刀或內視鏡切除後，未來可以樂活到九十歲。另一位有胃癌家族史的個人，四十歲時也做胃鏡檢查，結果發現是進行型胃癌，癌細胞已經擴散出去，存活率可能少於五年。換言之，早期診斷並不保證能夠早期治療，端看早期診斷是不是能夠找到早期癌症。好比胰臟癌有沒有辦法早期診斷？答案是：目前沒有。許多名人都是罹患胰臟癌，卻沒有一個是早期癌，一旦知道自己罹患胰臟癌的時候，都已經是晚期了。

注意胃癌的高風險因子

我們要破除病人迷思，以為胃癌無可抗，事實上，胃癌是可以預防的。好好預防，絕對可以減少很多罹患胃癌的風險。什麼是胃癌的高風險因子？兩個最重要因子是：遺傳基因和環境。環境是你最能掌握、也可以去除的危險因子，幽門螺旋桿菌就是環境的危險因子，因此根除幽門螺旋桿菌，就能減少罹患胃癌的可能性。在日本，只要發現感染幽門螺旋桿菌的病人，政府保險免費負擔治療費用不高，而且能早期斷絕胃癌的發生；這一點，台灣的健保制度還未做到。

其次，**修正飲食習慣**，比如戒菸、戒酒，盡量少吃香腸、臘肉、醃製、含防腐劑的食物；多吃維他命C、蔬菜、水果、新鮮的食物。所以說胃癌是可以預防的，端看你做或不做而已。

現階段的醫學科技還沒辦法讓我們改變自己的遺傳基因，但是我們可以改變環境的危險因子，調整飲食習慣、控制環境因子，再加上定期照鏡接受檢查，即使已經得到進行性胃癌，還是有很多方法讓胃癌部分緩解，或是提高生存品質，甚至運氣好的人，腫瘤真的會銷聲匿跡。

不要覺得罹患胃癌了，只有死路一條。命運是掌握在自己手上。注意自己是否有胃癌遺傳基因方面的高風險因子，減少環境的危險因子，定期接受胃鏡檢查，早期發現胃癌，即使是得到進行型胃癌或者末期胃癌，也有化學治療、標靶治療、免疫治療、細胞治療等新的治療方式讓腫瘤緩解，生活品質得以改善。

TIP

提醒123

提醒1：胃不適或胃酸逆流不一定是胃癌的病徵，早期胃癌常常沒有症狀；定期照胃鏡是發現早期胃癌的不二法則。

提醒2：預防胃癌，剔除危險因子，包括根除幽門螺旋桿菌、改善飲食習慣。

提醒3：有胃癌家族史的人，以及胃部有萎縮性胃炎、胃黏膜腸上皮化生、胃黏膜分化不良或者有幽門螺旋桿菌感染、曾經接受部分胃切除手術的患者，應定期做胃鏡檢查。

婦科癌症

子宮頸癌、子宮內膜癌與卵巢癌為女性生殖道最常見的婦科癌症，女性守護自我健康不可不謹慎以對。

名醫相談室

林口長庚醫院副院長

賴瓊慧

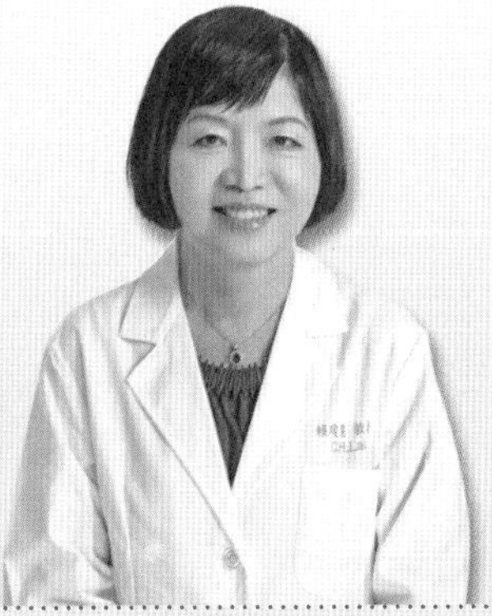

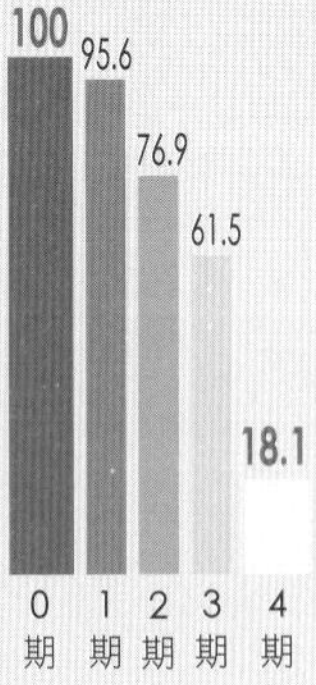

子宮體癌各期別病患五年存活率（%）

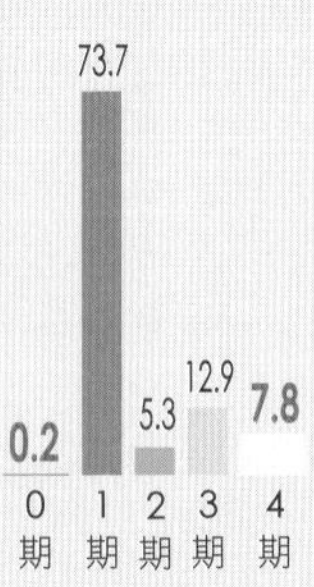

子宮體癌各期別病患人數比率（%）

總人數2133人

〈資料統計至 2019 年〉

我想分享一個例子，患者四十一歲，是在美國加州工作的軟體工程師，第一次發病是二〇一〇年七月，至今（二〇二二年）恰好十二年。

她在美國檢查時發現腹部大量積水，左邊頸部淋巴腺腫大，做了局部淋巴腺切片後發現是惡性腫瘤，但卻不知道癌是來自哪個部位，因為當時已經擴散，第四期，很嚴重，美國那邊的醫生替她進行化學治療，六個周期之後效果很好，腫瘤消失了，她也就停藥了。

然而，停藥不過三個月，腫瘤又長出來，醫師換了另一種化學藥物治療，效果不太好，她毅然決然回到台灣，希望尋求徹底的治療方式。在我之前，她看過幾個醫生都跟她說：「這樣還能治療嗎？」她自己也相當無助。

她是我們一位婦癌主治醫師的朋友，婦癌討論會時提到她的案例。我們先幫她做了正子掃描，當時她除了頸部淋巴腺腫大外，腹腔也有一塊很大的腫瘤，同時主動脈旁、骨盆淋巴腺也是一大串腫瘤。

我跟同事說：「再怎麼樣我們都要積極治療。」我們先做減癌手術，弄清楚到底是什麼樣的腫瘤，除了手術，至少還有化學治療與放射治療等「武器」可以對付。在那個時代，第四期的五年存活率約二〇%。她自己也願意接受手術，因為我們從病理切片發現，她得的是卵巢癌中比較惡質的一種。那時我們決定做劑量密集式（dose-dense）化學治療，每星期進行，四個周期後再進行正子掃描，最後僅剩下主動脈旁淋巴腺還有一點異常，配合放射治療。後來她的病情完全緩解，就回去美國工作了。

這次二線治療後才十個月，骨盆腔又長出腫瘤，而且壓迫到直腸，所以她又回國治療。我們評估腫瘤細胞只發生在該處，將受到侵襲的直腸一節切除再接起來。切除後，我們幫她做了骨盆放射治療，針對腫瘤血管，給予標靶藥物，維持治療。如此一來，二度復發的時間可以往後延遲比較久，她還是可以好好生活。二〇一五年，她的左邊鎖骨淋巴腺三度復發，除了手術外，還進行頸部放射治療。

結果控制了兩年，腫瘤細胞跑到左邊腋下淋巴腺，切除後，我們做了化學治療，也驗了BRCA基因，發現她有生殖系BRCA1突變，此時正好有針對 BRCA1 突變的標靶藥上市前恩慈治療方案，她得到維持性治療的機會。

當然並非從此天下太平，腫瘤細胞四度發生在胸腔中膈淋巴腺，我們用胸腔鏡將淋巴腺拿掉之後，進行免疫藥物治療。來來回回，到目前為止，她發病已經十一年，完全緩解了。不過，下次腫瘤細胞會出現在哪裡、什麼時候，是無法預測的，所以她仍進行維持性治療。

分享這個例子是想提醒大家，發現罹患癌症時，不要輕易放棄，或者一味呼天搶地問：「為什麼是我？」這位病患正因為沒有放棄，能繼續控制，在她身上發現的腫瘤細胞，只有第一次散布好幾處，後來再發都是單一部位，是可以處理的，而她也與腫瘤細胞共處了十一年之久。

國家健康投資的效益

癌症位居國人十大死因第一名，至今已有三十九年之久。任何癌症的早期治癒率都很高，乳癌的早期發現的五年存活率近百分百，子宮頸癌第一期也在九〇%以上，大腸癌大概有九三%，口腔癌大概是八五%。當然，早期發現、早期治療效果最好，因此國民健康署於二〇一〇年開始提供四大癌症篩檢：大腸癌、口腔癌、乳癌和子宮頸癌。這是國家以全民健康有限資源投資的選擇，個人對自己健康的投資可以不一樣，透過定期健康檢查了解身體，像是血脂肪過高、指數異常，來檢視是否必須改變飲食、運動等生活習慣，才不會持續處於高風險的狀態，這些是個人的健康管理。

異常出血要儘早就醫——子宮內膜癌

子宮頸癌、子宮內膜癌與卵巢癌是女性生殖道最常見的婦科癌症，儼然成了女性健康的危險殺手。子宮內膜癌是惡性子宮腫瘤最常見的類型，另外還有子宮惡性肉瘤（Uterine sarcoma）也是惡性子宮腫瘤。子宮內膜癌是歐美婦女最常見的婦科骨盆腔惡性腫瘤，發生率高於子宮頸癌及卵巢癌；在台灣，自二〇一一年起已成為婦科癌症發生率的第一名了。

近年來，飲食生活型態改變、高齡婦女人口增加等因素，使得子宮內膜癌有逐漸增加的趨勢。國民健康署統計指出，女性癌症發生率增加了四．七％，其中以子宮內膜癌竄升最快，我每開刀四個病人中就有三個是子宮內膜癌。容易得子宮內膜癌的風險因子，包括肥胖、沒有生育、長期沒有排卵（缺乏黃體素）的月經、糖尿病、高血壓、太晚停經、子宮內膜癌或大腸癌家族史，以及乳癌病人服用泰莫西芬等等都是。

子宮內膜癌症初期大部分是有症狀的，九成是異常的出血，本來很規律在一段時間出血，幾天結束，如果不該來的時候又來，中間滴滴答答的，這就是異常出血，要掛婦產科醫師照超音波，檢查子宮內膜有沒有什麼可疑之處，需要的話可以進一步做子宮鏡，子宮內膜切片檢查可以早期診斷。

類內膜型腺癌（endometrioid）是最常見的子宮內膜癌組織型態，與體重、體脂肪有關，因為脂肪組織會轉化過多的雌激素，高濃度的雌激素會刺激子宮內膜生長，長期下來造成子宮內膜過度增生和子宮內膜癌。此外，也會刺激身體產生胰島素抗性，容易激發癌細胞生長。同時，肥胖的人經常處於慢性發炎狀態，導致「免疫反應減弱」及「氧化壓力增加」，這些情況都會降低免疫系統殺死癌細胞的能力，有利癌細胞生長。

同時，子宮體癌也跟有沒有好好排卵有關，例如多囊性卵巢就是經常不排卵，子宮內膜往往沒有完整剝離，一些舊細胞一直留下來，累積突變造成內膜增生，進一步變成癌症，因此排卵不好的人是高危險群。

還有一種來自遺傳，帶有林奇氏症（編註：詳見〈大腸癌〉，頁七七），錯配修復（mismatch repair）基因突變的人容易罹患大腸癌，也容易長子宮內膜癌和卵巢癌。有子宮內膜癌、又有大腸癌或子宮內膜癌家族史的人，需要檢查是不是有生殖系的錯配修復基因突變，有的個案要定期檢查其他好發部位，家人也需要接受檢測是否有這項基因突變。

子宮內膜癌患者中，七〇％是第一期、第二期，有異常出血症狀的人，別輕忽，第一時間掛號婦產科醫師。子宮內膜癌不是靠篩檢發現，因為部分的類內膜型腺癌有內膜增生的癌前病變，很容易以異常出血表現，所以症狀出現時趕緊檢查，才能早期診斷出內膜增生的癌前病變，加以治療，避免演變到子宮內膜癌。以子宮內膜癌來講，手術後才能夠決定期別、癌細胞的組織學種類、細胞分化的程度、腫瘤的惡性度相關的分子特徵，醫生由此判斷風險高低，再決定要不要術後的輔佐治療，例如化學治療、放射治療、荷爾蒙治療或免疫治療等。

有家族病史建議基因檢測——卵巢癌

在全球女性癌症中，卵巢癌占第七位，二〇一九年，台灣卵巢癌罹患人數首次超過子宮頸癌，成為婦癌的第二名、國人十大癌症死因中的第十位及女性癌症死因中的第七位。目前沒有公認有效的篩檢工具，建議可透過超音波、骨盆腔檢查、CA125 血清標記以求早期發現，尤其有家族史者的基因檢測和諮詢也至為重要。卵巢癌因為不易早期發現，七成發現者已是晚期。根據美國癌症登記資料庫裡國際婦產科聯盟（International Federation of Gynaecology and Obstetrics, FIGO）二〇一四年分期之第一期的五年存活率大約是九二・六％，第二期到第三期A1是七四・八％，第三期A2到第四期A／B平均是三〇・二％。

手術是卵巢癌主要的治療方法，除了決定期數，第一次的減積手術是影響病患存活期的最重要因素。卵巢癌手術的目的是徹底清除腫瘤，最好能做到無殘癌的程度。除了分期手術完整第一期A，分化良好的不必做之外，其他都要做輔佐性化學治療。術後的輔佐性化學治療通常以紫杉醇和鉑金為主。如果研判初始減積手術做不到最小殘癌的程度，也可以做術前化學治療三至四周期後，再做期中減積手術。即使最初有反應，晚期卵巢癌的病患超過七〇％都會再發，因此需要維持性治療。

遺傳性乳癌和卵巢癌症候群最常見的是BRCA1及BRCA2基因突變。多聚ADP核醣聚合酶（Poly ADP-ribose polymerase, PARP）抑制劑（PARPi）對治療帶有 BRCA1/2 基因突變的卵巢癌病人，已成為精準醫療藥物的典範。至今，PARPi 應用在卵巢癌病人的臨床試驗蓬勃發展，不但令癌莎（olaparib）被核准為第一線化學治療後的維持性治療，也得到健保給付，還有其他 PARPi 如 Rucaparib、Niraparib 等藥物加入。然而只有大約二五％遺傳性乳癌與卵巢癌（HBOC）是來自 BRCA1/2 的突變，但其他同源修補基因缺損（homologous recombination repair deficiency, HRD）的腫瘤使用 PARPi 維持性治療也有優勢。

卵巢癌復發後通常是無法治癒的，而且層出不窮，但這是指瀰漫性再發，如果再發部位是單一位置，則手術可切除或放射治療可以全部涵蓋的就不在此限。長庚醫院在臨床上懷疑卵巢癌復發或已證實復發者，用正子斷層掃描確認是單一可切除，或可以放射治療涵蓋者接受多元治療後，即使是轉移到腦部、肝臟、縱膈淋巴腺、主動脈旁淋巴腺，也有不少的長期無病存活者。

子宮頸抹片篩檢，降低七成癌症發生率

子宮頸癌占世界女性癌症發生率及死亡率第四位。子宮頸抹片篩檢是預防子宮頸癌最有效的方法之一，因為癌前期到變成癌症之間，會潛藏一段滿長的時間。子宮頸抹片檢查，也就是取子宮頸細胞做細胞學檢查，在癌前期發現，加以診斷和治療，就不會進展到子宮頸癌，是一種次級預防的概念。

在過去二十年，子宮頸抹片篩檢已將台灣子宮頸癌發生率降低了七成。但是三十歲以上婦女三年一次的篩檢覆蓋率自二〇〇三年後皆維持在五一到五三%，二〇一八年的六年參與率為六七．五%，超過十五年都沒有進步，而且新診斷的子宮頸癌病患約四成從來沒有接受過抹片檢查。如何讓這群不願意出來做子宮頸抹片篩檢的人主動來篩檢，是我們正在努力的議題。

目前在流行病學和分子生物學上已有相常強烈的證據顯示，人類乳突

狀病毒（HPV）是子宮頸癌的主要原因，超過九〇%的子宮頸癌及其癌前病變可歸諸於HPV的感染。子宮頸癌的發生被認為與HPV的持續性帶原有關。

我們的研究也發現，不願意做子宮頸抹片的女性可能是因為「自覺不重要」「太忙」「害羞」「怕痛」等因素，所以做HPV檢測是篩檢子宮頸癌更精準的方式，只是費用較高。二〇一八年起，國健署提供國一女生施打HPV疫苗做第一級防護。二〇二一年開始執行七年未做子宮頸抹片的女性提供「結合子宮頸抹片檢查及HPV檢測」。

人類乳突病毒疫苗，男女都可施打的一級防護

我們知道許多癌症和某些因素有關聯，也清楚預防的方法，例如HPV會造成子宮頸癌，B及C型肝炎病毒會造成肝癌，一九八六年起台灣首先實行新生兒出生就施打B型肝炎病毒疫苗，二〇一九年起檢測C

型肝炎病毒，健保並給付抗C型肝炎病毒藥物，二〇一八年起國一女生（十三歲）全面施打ＨＰＶ疫苗，就是最好的例子。

ＨＰＶ疫苗只對尚未感染者有效，所以在還沒開始性行為前施打，效果最好。為了擴大涵蓋率，我建議要做高中女生的追趕（Catch-up）施打。如果年長一點錯過時間點，建議自費施打、自我防護，也可和婦產科醫師討論必要性再決定。ＨＰＶ不只會造成子宮頸癌，口咽癌、肛門癌跟ＨＰＶ也有關係，所以近年討論焦點也包括是不是也提供男性施打的選擇，亦即性別平等的ＨＰＶ疫苗施打（gender neutral vaccination）概念。

遵從醫囑，癌症並不可怕

降低婦科癌症風險，定期做子宮頸抹片檢查是最重要的一環，外加自費做ＨＰＶ檢測。不排卵周期的子宮內膜容易致癌，不排卵會不孕，需要婦產科醫師的專業協助，若無生育需求，服用口服避孕藥，因為內有黃體素可以保護子宮內膜周期性的剝離。已屆生育年齡的女性服用避孕藥，可以降低子宮內膜癌、卵巢癌風險。

癌症不可怕，只要像前文那位抗戰十一年的病患定期追蹤，復發了就與醫生配合、清除，仍能保有生活品質。醫學持續進步，我們不放棄，努力不讓疾病失去控制，等到新藥又出來，就有新的希望。

提醒 123

提醒1：子宮內膜癌初期大部分是有症狀的，異常出血或者經期紊亂就該看醫生。

提醒2：定期做子宮頸抹片檢查，考慮自費做HPV檢測。

提醒3：支持家裡適齡者施打HPV疫苗。

提醒4：卵巢癌沒有公認有效的篩檢工具，可透過超音波、骨盆腔檢查、CA125血清標記，以求早期發現。

甲狀腺癌症

罹患甲狀腺癌的病患大部分預後良好，但有一定比例的人會復發與轉移，要完全治癒有時較困難，需要學習與癌症共存。

名醫相談室

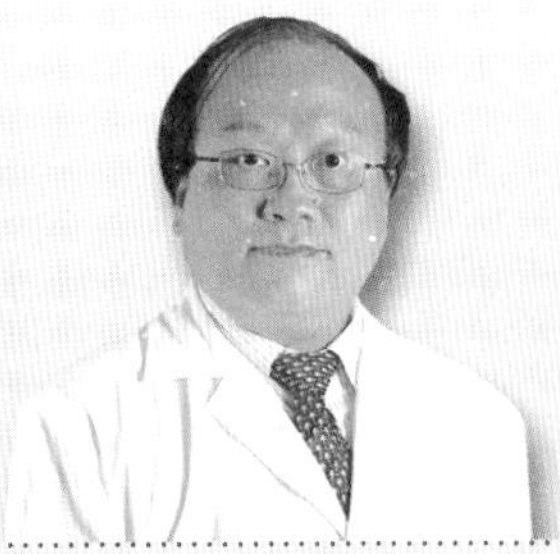

陳瑞裕
台北榮民總醫院外科部
甲狀腺醫學中心主任

前幾年有個病人來門診，是年約四十五歲的男性上班族，一到診就看到他的頸部有腫瘤，後來做了超音波與穿刺檢查，發現是甲狀腺惡性腫瘤。病患接受兩側甲狀腺全切除手術，開刀後並加做放射碘治療。

過了一、兩年，追蹤時發現頸部腫瘤復發且轉移，二度開刀搭配再次放射碘治療。後來又復發，期間我們做了一系列檢查，持續治療、追蹤，發現腫瘤似乎有轉移的跡象，檢查後在肺部看到病灶，這時評估已經無法再做放射碘治療，改用標靶藥物治療。

雖然患者一開始來看診時，腫瘤不大，治療也很完全，可是甲狀腺癌還是可能復發，甚至轉移，必須持續追蹤檢查，不能治療好就不理會了。早期發現癌症復發、轉移、對症治療，才不會讓病況變得嚴重。

療程雖然結束可以放下惶惶不安的心情，但還是要分一點心思繼續追蹤。

認識甲狀腺癌症的多樣貌

甲狀腺癌主要分類大概有幾種：最常見的是乳突癌，第二種濾泡細胞癌，第三個是髓質癌，還有預後相當不好的未分化癌。一般來說，甲狀腺癌症預後都很好，像乳突癌預後情況通常不錯，除非是轉移或復發，但是不常見。

甲狀腺結節為常見的甲狀腺病變，發生率會隨著年齡增加，五十歲以上的女性約有一半以上有甲狀腺結節，我們常使用超音波檢查與追蹤。若檢查發現腫瘤變大或表現特徵有所懷疑時，會進一步做穿刺，抽一些細胞化驗。細胞學穿刺檢查對腫瘤惡性的判斷很有參考價值，但遇到甲狀腺濾泡性腫瘤，則需開刀切除才能做最後診斷。

有些健康檢查標榜使用核磁共振，或正子電腦斷層攝影的全身影像。問題在於：用正子攝影不一定看得到甲狀腺癌，而看不到不代表沒有，如果顯影出來有甲狀腺腫瘤，大約三成是惡性的。因此顯影如果有異樣，建議進一步檢查，甚至是切除手術。

甲狀腺癌症的分期跟其他癌症一樣，基本上根據腫瘤大小及局部侵犯程度、有無淋巴結轉移與有無遠端器官轉移，愈後期表示可能轉移了。不過對於甲狀腺乳突癌與濾泡細胞癌，年齡也要考慮在內。五十五歲以下的病人，預後很好，無遠端轉移為第一期，即使有遠端轉移也才第二期。之前認為屬於癌症的非侵犯性濾泡型甲狀腺乳頭狀癌，二〇一七年世界衛生組織正式將其更名為「具有乳頭狀癌核特徵的非浸潤性濾泡性甲狀腺腫瘤」（NIFTP），不再視為癌症。

年輕女性的發生率年年增加

因為先天遺傳基因突變而罹患甲狀腺癌症者，可分為幾類，其中一類是多發性內分泌腫瘤疾病病患，具有這樣家族史者得到甲狀腺腫瘤為髓質癌，並且會併發腎上腺腫瘤。少部分的甲狀腺乳突癌有遺傳性，但是因為家族病史而罹患甲狀腺癌症的患者很少，反而是後天因素比較明確。

眾所周知的車諾比核電廠事故和日本福島核災，這兩個區域在核電廠發生事故後，當地居民罹患甲狀腺乳突癌的人數明顯增加，後來研究指出，核電廠事故造成的輻射外洩，是造成甲狀腺癌的原因之一。

現實生活中，我們暴露在放射線下的機會極少，即使在電廠工作，也會有防護設置。有人擔心牙齒或乳房攝影是不是也會增加罹患甲狀腺癌的機率，其實這種攝影的劑量非常小，不太會構成輻射風險。除非是因為疾病必須接受頸部放射線治療，比較有機會暴露在較高的放射線下，但說到底，發生機率都不算高。

甲狀腺癌近年有增加的趨勢，目前增加人口多在二十至四十歲女性身上，每十萬人口約有四千多名病患，甲狀腺癌發生的排名往前推進，若以全國人口計算發生率排名第七，單獨計算女性人口的話，甲狀腺癌位居第四，純粹以男性人口計算，根據國民健康署二〇一八年癌症登記年報，已上升到前十三名。

如何預防呢？第一，如果懷疑脖子比較大，或是覺得好像觸摸到腫瘤，就要看醫生；第二，健康檢查，有些人會加做甲狀腺超音波。甲狀腺超音波檢查自費並不昂貴，也不會面臨放射性暴露的風險，是滿方便的檢查工具。甲狀腺超音波檢查也是醫生分辨良性或惡性腫瘤的首選。

全民健保提供的健康檢查從四十歲開始，而甲狀腺癌好發在年輕女性。如果你覺得脖子有點怪怪的，建議先看一般外科、新陳代謝科等，不用等到健康檢查的年紀才做甲狀腺超音波。所謂怪怪的感覺，比如吃東西比較容易嗆到或有異物感，可能是甲狀腺有腫瘤，壓迫到附近的食道，如果腫瘤壓迫到氣管會造成喘氣不順，壓迫到管聲帶的喉返神經就會造成聲音的變化。如果以前講話講很久都沒問題，現在好像講一講就覺得比較累，也要考慮是不是有甲狀腺的問題。

還是老話一句：有問題早點看醫生，發現異狀才能早點治療。此外，生活作息正常與均衡飲食非常重要。

如何面對甲狀腺癌症

一般治療甲狀腺癌症以手術為主，再加做放射碘治療，這兩種是治療的主要武器。但是這兩個武器在遠端轉移上，有時候效果不佳，或者有些狀況沒辦法開刀或使用放射碘比較麻煩，腫瘤雖然長得慢，還是一直慢慢長大。如果有遠端轉移，嚴重時可能需要標靶藥物控制。一般而言，甲狀腺癌治療的整體預後情況都不錯。有些病史很久的甲狀腺癌病人，腫瘤會突然轉化成未分化癌，治療變得棘手，幸好少見。

體外放射治療大部分是針對復發或者是病灶轉移控制，比如癌細胞轉移到骨頭時非常痛苦，使用放射治療可以幫助病患達到緩解疼痛的目的。如果癌細胞轉移到肺部或腦部，除了手術、放射碘療法、放射治療外，因為嚴重復發治療效果不好時，可考慮再加上標靶藥物治療。現在健保針對甲狀腺癌症有給付三種標靶藥物，至於化學治療對於甲狀腺癌幫助有限，通常與放射治療併用。

甲狀腺癌症的復發率高達三成，代表復發率不低，大部分復發部位在原手術部位與頸部淋巴結，少數可能遠端轉移到肺部與骨頭，一般治療預後情況不錯。如果一再復發需要手術處理，就會影響病人生活品質；而發生遠端轉移時，則需要癌症多專科團隊共同治療。

甲狀腺癌治療有些項目是需要自費的。就手術而言，很多人擔心喉返神經傷害的問題，影響日後講話與吞嚥等功能，針對這一點我們會在開刀時使用神經偵測器（需自費）；另外像是放射碘治療，雖在健保給付範圍內，但是要達到好的效果，治療前會請病人停止服用甲狀腺素，讓人體自然產生較高的甲促素。停用甲狀腺素會使已經沒有甲狀腺的病患處在甲狀腺功能低下的情況，身體會感覺相當不適，少數甚至會併發嚴重心肺疾病。另一種方法是直接注射人工合成的甲促素，不需停藥，不過健保只有條件給付部分患者，一次療程需自費兩劑，約四萬元，對許多病患來說也是負擔。

癌症發生率愈來愈高是全球趨勢，不同癌症有不同的原因，不過大部分和早期篩檢的宣導，讓癌症更容易被檢測出來，也與環境惡化有關，甲狀腺癌在台灣與全球發生率也漸漸攀升。罹患甲狀腺癌病患，大部分只要好好治療，預後一般都很好，但不可否認，就是有一定比例的人會復發與轉移，有時要治癒這類患者較困難，不得不學習與癌症共存。

相對全球來說，台灣的醫療照護算是很好的，但醫療花費占國內生產毛額（GDP）預算比例算低，這是一個隱憂，因為日後醫療費用勢必會愈來愈高，國外原廠一些藥可能由於健保給付低廉而使得藥價高者放棄進口到台灣，甚至有些先進外科器械，因為昂貴，醫院無力採購，或者轉變成病患自費項目，這都是醫療現場日後亟需面對的問題。

提醒 1 2 3

提醒1：頸部腫大，或者聲音有異狀，都是病徵，先看醫生。

提醒2：健康檢查時可以加入甲狀腺超音波項目。

提醒3：甲狀腺癌多半預後良好，後續追蹤很重要，以避免嚴重復發或轉移，最後走到與癌症共存。

皮膚癌症

名醫相談室

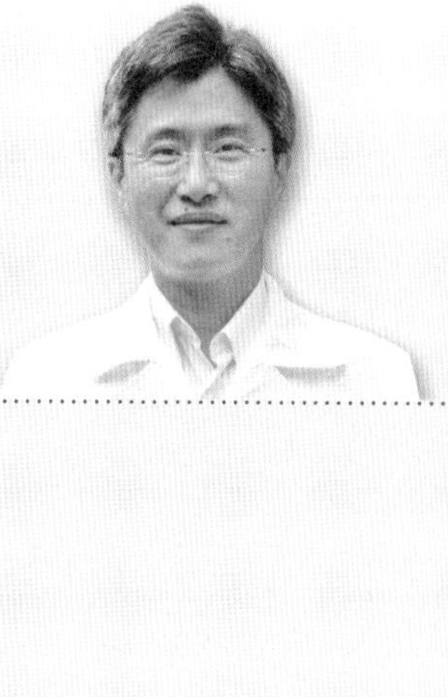

台大醫院皮膚部皮膚保健及外科主任
陳昭旭

皮膚癌長在皮表，如果覺得皮膚上有什麼異狀，不管是一顆痣或突出物，可以直接用手機拍起來記錄，半年、一年再拍一下觀察，這是最容易的記錄方式。

看似簡單的病如果不注意，也可能變得可怕。

十多年前，我有一位約五十歲的病患，基底細胞癌長在頭皮上，可是他不願意開刀，後來選擇放射線治療。使用這種療法，運氣好時得以控制原來的癌症，但有些細胞仍會繼續增生。此外，因為做過放射治療，骨頭會受點傷，癌細胞可能在這時候侵蝕到頭骨，卻不容易發現。

這位病人的癌症一直往身體深處侵蝕，基底細胞癌通常不會轉移，但會在局部持續侵蝕，最後神經外科醫師只好打開頭顱拿掉癌細胞，可是打開頭顱時，卻發現已經有些細胞黏到腦膜上了，只能幫他清一清癌細胞，在頭上補一塊人工骨頭。

頭蓋骨旁邊被癌細胞吃掉之後，直到補上去的人工骨頭也鬆脫掉落，這才發現原來遭到侵襲的面積甚大，後來因為癌細胞一點一點侵襲與擴散，他不幸離世。除了開刀影響外形外，最後的生活品質也不佳。

我想說明的是，不要輕忽任何病況，該治療時就要治療，這位病患正是因為拖著不管，愈來愈糟糕。本來只是一個手術，頂多造成一塊沒有頭髮的傷口而已，可是到最後遭癌細胞蠶食，吃到頭骨裡面，終究難保性命。

我有許多及時治療、及時治癒，最後皆大歡喜的例子，還是要強調：癌症開完刀再如何成功，都要定期追蹤。

我在住院醫生時期曾遇過一位病患，大腿長了一個很大的黑色素瘤，後來切掉了，因為那時候沒什麼藥物，手術後又進行化療，一切看來都沒事，當時，他不過是二十出頭的小夥子。

沒想到經過二十年，淋巴腺又長出癌細胞，黑色素瘤本身是惡性腫瘤，在這二十年間，我們無從得知黑色素瘤癌細胞跑到哪裡，或許身體有自然保護力暫時壓住了，直到癌細胞突破重圍跑到淋巴腺搗亂。儘管二十年前清除了腫瘤，但癌細胞其實已經轉移。就算只有一個癌細胞「偷溜」出去，它會長大，變成兩個、四個，不斷成長，所以追蹤是很重要的。愈惡性的腫瘤，愈需要長時間追蹤。這位病人情況還算好，即使二十年後淋巴腺復發，仍然可以治療。

通常腫瘤要半公分到一公分，斷層掃描才看得到一顆東西，如果小於〇・五公分可能看不到。使用正子掃描也一樣，要一定大小、亮度，才會懷疑可能有腫瘤。

除了影像檢查外，皮膚癌術後追蹤很需要依賴眼睛看、靠手觸摸。例如基底細胞癌開完刀以後，如果報告都正常，追蹤三年到五年，我們就會跟病人說：「你畢業了！記得觀察。大部分看得到的就自己看，看不到請家人幫你看，如果發現皮膚上有新的突出物就要留意並回診追蹤。」如果是更惡性的黑色素瘤或是血管肉瘤，務必要定期回診，定期做影像學檢查追蹤。

癌細胞是很頑強的，即使表面上看起來治療奏效，化療全身都做了，應該都殺掉癌細胞了，可是也許只是躲起來，某天又會冒出來，所以我才說，儘管有些患者第四期治療後看起來都不錯，仍然很快離世。因為癌細胞不知道躲在哪裡。早篩，可以發現病徵盡早處理，只有一個癌細胞時好清除，不要等到多個或復發，那就難上加難了。

用手機簡易自我記錄

皮膚癌長在皮表，自己看得到感覺得到，理論上可以自己檢查。我常跟病人說，現在人手一支手機，如果覺得皮膚有什麼異狀，不管是一顆痣或突出物，直接拍照，半年、一年再拍一次，觀察，如果沒做健檢，就交給手機，這是最容易的記錄方式。

觀察的時間沒有一定，如果變化比較明顯，兩個月、三個月拍一張，大部分半年、一年就夠了，時間太長，反而容易忘記。所以，唯一且具體的方式就是給醫生看照片，一年前是這樣、現在是這樣，我可以看到變化，這常常是診斷皮膚癌是否為惡性腫瘤的參考。

如果半年、兩年，甚至三年看起來都一樣，那就不用擔心。有個玩笑用來比喻皮膚科門診，其實滿像在看精神病症狀，有些人明明沒事卻一再來看診，為了很小的一顆痣給自己很大壓力。當然，不怕一萬，就怕萬一，適當記錄跟追蹤是必要的。有時候，我們沒辦法馬上判斷，第一眼用肉眼看可能有六成的準確率；有時候，癌細胞發展到某個程度，一看就知道有問題。

就像身上的痣，如果看不出什麼問題應該就沒事，但一年後如果出現比較明顯的變化，就要考量是不是有狀況，變化狀態和速度是考量是否為惡性腫瘤的判斷準則之一。

最近，我周遭有兩種極端案例：有些人每天來門診看這個有沒有問題、那個有沒有問題；有些人則是明明看到了卻不管，直到爛出一個洞才來看診。

有些人臉上一有症狀就找醫學美容醫師，但是做醫美的醫師不一定受過皮膚專科訓練，對這些病灶的判斷相對有一點落差，或許是把皮膚癌當成斑點做雷射治療，做完後發現愈來愈大，而且不會好，才驚覺那是癌症。這並非危言聳聽，而是非常有可能。

隨著社會發展進步，比起過去，一般人更容易注意到皮膚的症狀，卻因為不像面對內、外科急症那麼緊急，有時就是會放著不處理。雖然有些皮膚癌不會馬上致死，糟糕的是因為拖太久，手術範圍變大，本來只要縫一條線，變成要補一片皮，很難保有美觀，而且再發或轉移的風險也升高了。

防曬是預防皮膚癌之首要

最常見的三個皮膚癌是：基底細胞癌、鱗狀細胞癌跟黑色素瘤，這三種癌症差異很大，治療方法都是手術切掉，只是觀念和做法不一樣。

基底細胞癌很少出現轉移的情況，切掉、電燒，或使用其他治療方法相對單純；但黑色素瘤的做法就不一樣，不能將皮膚癌的治療方式一體適用。

東方人的基底細胞癌常常有黑色素，只是變化很慢；鱗狀細胞癌常常是沒有顏色的，所以看到小瘤或黑色斑點不能只看顏色有沒有變化，還要考慮形狀，是不是常常破皮等等，這些都是共通的。發現不對勁就要找皮膚科醫師，這個過程是一樣的，都要自我篩檢。

診斷基底細胞癌，不需要做X光斷層，因為轉移的機會很少，但是診斷鱗狀細胞癌，很小的時候可能不需要，發現已經侵犯深一點、比較大時，要考慮有沒有轉移的可能性。

預防皮膚癌症，基本功就是防曬。台灣人曬傷的機會相對比白種人少很多，他們年輕時就喜歡日光浴，累積很多紫外線傷害，曬傷程度普遍嚴重些。一般來講，只要累積多就容易產生基底細胞癌或鱗狀細胞癌，如果年輕時常曬傷，的確比較容易有黑色素瘤。

防曬非常重要。除了防癌，曬太多也會造成皮膚老化，不過適度的接觸陽光能幫忙製造維他命D，所以我們希望推廣的是：正確防曬，不要過度曝曬，造成曬傷。

皮膚癌的後天危險因子比較少，但也不要因為少就輕忽。舉例來說，台灣西南沿海曾盛行烏腳病，因為飲用深井水導致砷中毒，病患身上有一些原位癌，後來變成鱗狀細胞癌。我們以前也看過農夫使用農藥，長時間暴露在那樣環境下產生鱗狀細胞癌，畢竟致癌物質就在那裡。當然，現在已經很少了。

病人罹患皮膚癌，我們一定會問：「你過去接觸過什麼東西？住在什麼地方？」即使年紀不大，還是可能飲用過深井水，只是病徵相對比較輕微。追究相關因素，才能給出適當建議、對症下藥。

需要加強戒備的三種惡性肉瘤

此外，有三種惡性肉瘤要注意：隆凸性皮膚纖維肉瘤、血管肉瘤和卡波西肉瘤。

隆凸性皮膚纖維肉瘤比較容易在年輕人身上看見。良性的皮膚纖維瘤通常是有一點黑黑硬硬的小腫瘤，很像小疤痕，可能半公分、一公分，維持很長時間，如果超過一公分還繼續長大，就要找醫生，有時候需要切片，因為可能是隆凸性皮膚纖維肉瘤。它通常長得很慢，發現後只要挖得夠大、夠乾淨就好了，不過，有時候還是會轉移到遠處。過去，醫界視它為惡性腫瘤，二〇二〇年開始施行的病理分類不再將其歸類在惡性腫瘤，即使如此，還是要謹慎看待。

至於為什麼會得到隆凸性皮膚纖維肉瘤，目前尚未有定論。

我們也碰過被當作蟹足腫的病患，一直打類固醇治療，後來發現其實不是。所以，如果皮膚有硬塊，長得好像蟹足腫疤痕，就算顏色沒變化，但是一直擴大，也要趕快接受檢查。

血管肉瘤，是從血管裡面長出來，容易長在有年紀的人的頭皮上。因為長在頭皮上，頭髮蓋住，一塊紅紅的斑其實不容易注意到。

剛開始的斑點是平的，後來才會鼓起來，所以平整部分很難發現，如果發現頭上有個持續生長的紅斑，甚至鼓起來，記得看醫生。這種血管肉瘤，年紀大一點的人罹患機率比較高。當然也可能是脂漏性皮膚炎，症狀也是紅紅的，無須過度恐慌。發現異常，先找醫師診斷。

血管肉瘤是在血管裡的惡性腫瘤，很容易從血管跑出去，加上位於頭皮裡面，不太容易早期發現、早期治療。一旦鼓起來，摸到硬塊，把頭髮剃光了，才發現紅斑已經很大，其實不太容易切除。標準的治療方式是廣泛切除加上放射線治療，必要時再加上化學治療。不可諱言，面積愈大，存活的機會愈小。

如果六、七十歲的長者發現血管肉瘤，絕對不能拖，因為是很惡性的腫瘤，惡化速度很快。曾經有個病人做切片，一個禮拜後看報告的時候，已經變一大片了。我常跟學生說，這比黑色素瘤更可怕，因為就在血管裡，變動極為快速。

部分的卡波西肉瘤跟ＨＩＶ病毒感染有關。典型的卡波西肉瘤常常長在下半肢、腳或小腿的地方，一顆顆暗紅的顆粒，跟人類疱疹病毒第八型感染有關，大部分發展過程很緩慢，一發現就要馬上切除，或加上放射線治療，不算可怕，所以要注意長在腳上紅紅的斑點和小瘤。

另外一個容易被忽略的皮膚惡性病變，就是長在陰部的乳房外柏哲德氏病，它的表現很像慢性濕疹，症狀輕微，反反覆覆。醫師也不容易第一眼就診斷出來。有時候在腸道或是生殖泌尿系統會伴隨另外一個癌症。這也是要小心的特殊部位。

皮膚癌症的治療很簡單，如果只有一顆，馬上清除拿掉，至少按下腫瘤發展的「暫停鍵」。最令人憂心的，是拖延著不看醫生，小病變大病，最後可能面臨截肢，那就真的因小失大了。

TIP

提醒123

提醒1：皮膚癌可以提早發現，身上斑點變色、變形、容易破皮就要注意。陰部不易治癒的濕疹也要小心。

提醒2：每隔一段時間用手機記錄身上的痣或斑點，自行比較，看診時也方便醫生了解其外觀的變化、速度，作為是否惡性變化的參考。

提醒3：雖然有些皮膚癌不易轉移但會復發，持續追蹤是對抗的不二原則。

PART 3 盤點癌症治療新法

過去，開刀、化療或者放射性治療，都是醫者的武器；
而今，標靶藥物、免疫療法、細胞療法和基因檢測的出現，
如同光進入暗夜，讓病患和醫生有了不一樣的抉擇和希望，
癌症患者的生命不再只是單向道的「句點」，
而是有了生氣的「分號」！

肺癌治療新法動態

感染性疾病肺結核曾經是落後國家的一個象徵，B型肝炎、C型肝炎也是。如今，台灣早已不是落後國度，整體發展愈來愈進步，但是難以避免的，罹癌人數也在慢慢上升。

現任台大癌醫中心分院副院長陳晉興致力於推動肺癌早期篩檢，他表示，這是一個過程。早期，一百個病人之中可能有九十個都是肺結核，只有十個或五個是肺癌，也因此以為每個人可能是肺結核，就針對肺結核治療，遲遲無效，心生疑惑為什麼沒效？或是等到腫瘤變大了，才知是肺癌，卻已經轉移。早期醫療還沒發達的年代，只能依賴X光片。

現在罹患肺結核的人很少，只要一有症狀，就會想到肺癌。陳晉興以一位四十多歲女性患者為例，她有兩個小孩，一檢查確診是第四期肺癌，而且癌細胞已經轉移到腦幹。腦幹是生命中樞，不趕快處理，可能連吃藥都來不及，所以在第一時間將她轉到神經外科，動手術將部分腫瘤切除。

她的運氣很好，符合標靶藥物治療，至今超過一年，生活恢復常態，還可以照顧小孩。

以前，接受化療的患者必須躺在病床上，雖然多活一、兩年，但是幾乎沒有生活品質。現在的標靶藥物可以精準治療，即使肺癌第四期無法完全根除，必須一直吃藥，病患的生命多了一、兩年時間，可以正常生活、工作，甚至有人還去環遊世界。

肝癌治療新法動態

肝癌初期沒什麼症狀，有症狀就表示肝已經不行了。

那麼，如何提早發現？

三十五歲以上抽血檢驗，了解自己有沒有B、C肝帶原，有帶原也不要害怕，只要定期追蹤有沒有發炎。若是沒發炎，C肝病毒可以直接消滅掉，B肝發炎要準備抗病毒藥物治療，千萬不要大意，走到肝硬化地步。

定期追蹤，罹患肝癌的機會就會少很多。

B肝走到肝硬化程度，每年平均有五%的機率會變成肝癌，如果是慢性肝炎、沒有發生嚴重纖維化現象，有藥物可治療。一旦到了第二期，就是所謂的肝動脈栓塞。肝癌是由於肝動脈沒有辦法供給營養，一日沒有營養會導致潰爛，因此需要做肝動脈栓塞化學治療，一旦超出化學治療可以處理的範疇，就會進入標靶治療或者免疫療法，這些療法目前的效果還沒得到完全的保證，且花費較高。

對於肝癌來說，標靶藥物有給付，本來免疫療法也有給付，但後來又取消了，主因還是費用高，一個月至少十幾萬元。

如今治療武器變多了，以肝癌第二期或者B期為例，如果是栓塞化療後，發現其中一顆腫瘤細胞好像清除不完全，可以再加上電燒，接著使用標靶藥物。如果一年之內，做了三次肝動脈栓塞化學治療還是沒效，就可以申請標靶治療。通常會走到這樣的療程，多半是第三、四期了。

一般的化學療法對於肝癌沒有效果，開刀和電燒是最好的方法，栓塞處理療法是中間階段，後面階段現在也有標靶跟免疫療法。肝病防治學術基金會總執行長楊培銘認為，基因檢測對肝癌尚未產生太大效用，因為基因檢測最大的好處是病人可以選擇標靶藥物，但目前針對肝癌的標靶藥物很有限，意義不大，不像肺癌、大腸癌在標靶藥物上，一代、一代往前發展得很清楚。

楊培銘也說明，細胞療法目前對肝癌來說還有一段距離，細胞療法千奇百怪，其實都跟免疫細胞有關，但是免疫細胞跟肝癌的關係還不夠明朗，單看樹突細胞跟肝癌的治療，因為連彼此扮演的原理和角色都不清楚，遑論效果了。儘管很多人戮力進行肝癌的免疫研究，但現階段所知仍有限。

大腸直腸癌治療新法動態

對國人來說，大腸癌症並不陌生。三軍總醫院大腸直腸外科主治醫師饒樹文表示，早期發現才得以早期治療，可惜的是有些人不願意接受正規的化療，耽誤了治療時機，例如藝人豬哥亮因為一再拖延，直到不得已才手術，為時已晚；另一位藝人賀一航也是沒有做化療，最後癌症細胞轉移了。

針對大腸癌症的治療方式，手術開刀是常規，如果發現淋巴轉移了或是切不掉，才進行放射治療。醫生最擔心的一種情況是，照完X光片後發現腸堵塞或者是沾黏得很嚴重，即使開刀也切除不掉。

所以在進行放射性治療之前，會盡量在術前將腫瘤控制在一到三公分範圍內，才不會傷到正常組織，效果也比較好。現在放射性治療技術進步很多，只是有些要自費，費用甚至超過二十萬元。

此外也可透過立體定位腫瘤大小，比較精準，即使是肝臟轉移的癌症細胞都有機會治療好。

他提到有位肝臟轉移的病人，因檢查發現時已經是第四期，化療、開了八次刀。在面對癌症的八年中，他前七年的生活都有一定品質，行動不受限，也有體力東奔西跑，直到最後七、八個月才開始走下坡，並非癌症四期就一定沒有生活品質。

化療時，盡量不要讓病人恐懼，用藥或醫療時不要產生敗血症，一旦發生就是感染。現在醫療技術愈來愈進步，過去轉移大概只能活九個月，如今可達十八個月，再加上標靶藥物，平均可以延長兩年壽命，可想而知這位病人能活到八年，著實不簡單。

二〇一八年，美國免疫學家詹姆斯・艾利森（James P. Allison）和日本免疫學家本庶佑同時獲得諾貝爾醫學獎殊榮，得獎的原因為：發明「透過抑制負向調控免疫功能運作的癌症免疫療法」。

兩位免疫學家發現兩個免疫節點：PT1 和 CT。這兩個節點就像開關一樣，本來人體身上的T細胞白血球可以殺死癌細胞，但是癌細胞分泌物會把 PT1 擋住，因而沒辦法殺掉癌細胞，如今可以製造 PT-L1（免疫檢查點抑制劑），這是癌細胞身上一個觸手，將擋住 PT1 的癌症細胞抑制住。但是，健保局只開放像是黑色素癌症、肺癌、肝癌等免疫療法，大腸癌尚未列入其中。

之所以還沒有開放給大腸癌，不是因為不適用，而是以 MSI-high 基因突變病人優先，約占一〇至一五％比例，不過效果在大腸癌治療上的確不是非常理想，大概只有兩成比例的人反應比較好，所以還不是那麼普遍，而且非常昂貴，治療費用三百萬到六百萬元間。

還有一種是癌症疫苗，原理是：取自己的癌細胞，體外培養，用自己的體細胞跟癌細胞結合，產生抗體再打回體內。此外，也有一種細胞療法，將純粹的免疫細胞，在體外培養變成一千倍數量再打回體內，每次費用約十五萬到三十萬，共計要花費將近兩百萬元，但效果未必和付出成正比。

跟大腸癌症治療相關的基因型態有 APC 或 HNPCC 兩種，一種用於篩檢，檢查得到癌症的機率；另外一種是，到了癌症第四期，在選擇標靶治療時，檢查 N Ras、K Ras 或是有沒有突變基因，再與標靶藥物結合一起治療。通常右邊大腸突變比較多，左邊突變少，所以左邊大腸癌的預後會比右邊好。

標靶治療除了癌思停（Avastin）藥可用於第一期，前提是基因沒有產生突變，現在還有口服藥癌瑞格（Stivarga），這是一種血管生成抑制劑，可用於癌症第四期。患者體內有突變大概只占五％，這五％比例的大腸癌病人預後狀況比較差，施打化療的效果幾乎都不好；可以嘗試免疫療法，只是價格昂貴。

乳癌治療新法動態

針對乳癌的治療，基本上要看種類和期別。乳癌基本上有三種：荷爾蒙受體陽性、HER2 陰性的乳癌，HER2 標靶陽性的乳癌，以及三陰性乳癌。

三陰性乳癌指的是：三種受體檢測都呈現陰性的乳癌，這三種受體分別是動情激素受體、黃體激素受體，和人類表皮因子受體，亦即這個癌細胞上面三個開關都沒有。動情激素和黃體激素是重要的女性荷爾蒙，三陰性乳癌因為缺乏這兩種女性荷爾蒙受體，沒辦法用荷爾蒙的藥物治療，或者是用標靶藥物把這個開關關掉，換句話說，只能靠化學治療殺掉癌細胞。

HER2陽性有HER2的標靶藥物治療，HER2的標靶藥物再加上化學治療，對HER2陽性乳癌的治療效果非常好。另外荷爾蒙受體陽性、HER2陰性的乳癌，基本上需要抗荷爾蒙的藥物，部分可能需要做化學治療，不過多數不需要。

台大醫院外科部主任黃俊升表示，三種乳癌治療的方式都不一樣。三陰性乳癌在一、兩年前只能用化學治療，現在多了免疫治療，還有針對BRCA基因的治療，雖然治療方法多了兩個選項，基本上還是以化療為主。HER2陽性乳癌，是以HER2的標靶藥物為主，同時加上化學治療。荷爾蒙受體陽性的乳癌，就是以抗荷爾蒙藥物為主，少部分患者會加上化學治療。

當然，手術是必要的。乳癌是全身性的癌症，不是切掉乳房的腫瘤就沒事了，即便腫瘤很小，僅有一公分，還是要考慮化學治療，因為研究指出，早期發現的乳癌一旦沒有加上全身性治療，四分之一的人可能在十年內復發轉移，最後還是死於乳癌。

這表示，在很早期的時候，即便只有一公分大的癌細胞，可能已經跑到身體其他地方，只是沒檢查出來。影像檢查得到的腫瘤，包括正子掃描，可以掃到比較小的腫瘤，如〇・五公分、一公分以上，而血液循環中已經跑出去的癌細胞，在還沒長大之前是找不到的，甚至癌細胞也會「冬眠」，或突然靜止不動，過幾年才醒過來，所以乳癌的治療手術是必要的，而最後決定勝負的關鍵是全身性治療；手術和放射線治療都是局部治療。

當病人想要保留乳房，就要加上放射線治療，等於是用放射線治療來取代切掉乳房的手術。腫瘤拿掉了，用放射線消毒乳房周邊，因為不可能整個身體都照放射線治療，那無異於丟入原子彈，患者直接被輻射線給淘汰出局了。

化學治療或標靶治療的作用之一是控制，其他作用則要看病患對化學治療跟標靶治療的反應，通常在六到八個療程後，如果腫瘤沒有完全消失，醫生會建議加做別的藥物治療。

現在有一種第三代標靶藥物，就是化學治療加標靶治療，如果腫瘤經過前面的化療加標靶治療，還沒有完全消滅，則繼續做化療加標靶治療，這是合成一種藥物，稱為第三代標靶。如果腫瘤已經完全消失，接下來只要標靶治療。相較之下，第三代標靶，也就是化學治療加標靶治療，副作用小很多。

還有一個好消息，醫療世界變化萬千，技術日新月異，一、兩年前，因為沒有藥物可完全治療，所以安潔莉娜．裘莉決定在四十歲時切除乳房（主因之一），最近則發現免疫治療對三陰性乳癌是有幫助的。

攝護腺癌治療新法動態

對於許多醫生來說，如果治療癌症就像打疫苗一樣，打了就可以抑制癌症不生長，那真是夢想成真。問題是，沒那麼簡單。以COVID-19的疫苗來說，構造簡單，幾個棘蛋白、DNA清清楚楚，還能分類，但癌症完全不一樣。癌症就像一〇一大樓裡的空間格局，裡面有那麼多基因，要找哪一個？進一步精準治療都是挑戰。

深入分析，免疫治療與疫苗的邏輯是相通的，差別在於不是打一劑就可以直接跟癌症說「bye-bye」。試想，要在同一時間點讓一〇一大樓的燈光一起關掉，其中牽涉到層面的可是超級複雜。同理，免疫療法究竟要對準哪個病發點？這是關鍵，也是至今無解之謎；結構愈複雜的癌症，免疫療法愈不容易成功。

如果把癌症比喻成一個幫派組織，癌症不是單一細胞形成的，就好像幫派組織裡頭有各種身分地位者，包括保鑣、殺手，甚至是專鑽法律漏洞的律師等。醫師的最終目標是消除幫派組織（也就是癌症），問題是先針對誰下手？殺手還是律師？尤其是在還無法精確瞄準任何一個角色的前提下，就算成功除掉殺手，幫派裡還有其他人，無法一舉殲滅。

那麼，先把老大殺掉？可是老大蹤影通常雲深不知處，根本找不到，藏身處的鑰匙還會交代不同親信傳來傳去，就是要避免洩漏行蹤。免疫療法之狡猾正是因為似乎今天有效，明天又失效了，這是癌症治療令人傷神的原因之一。攝護腺癌裡有好多種不同細胞，「各司其職」組合而成，這也是免疫治療用於攝護腺癌比較麻煩的地方。

至於基因檢測療法是不是可以提供治癌另一種解方？專家的觀察是：有些癌症是有機會的。可是對於基因表現非常複雜、由不同細胞組合的癌症，恐怕短期之內難見正面效應。

頭頸癌症治療新法動態

癌症療法不外乎開刀手術、放射線治療或者全身性治療三種，所謂全身性治療就是包含化學治療、荷爾蒙治療、標靶治療、免疫治療、細胞治療等等，這些方法在不同癌症之間循環運用。

頭頸癌就是從大腦下面開始到胸腔以上鎖骨這一段所罹患的癌症，也包含一般常見的口腔癌症。每個病人病況不一樣，治療方法效果的排列組合也不同，不同癌症間的使用差異性也很大。

林口長庚癌症中心主任王宏銘以頭頸癌為例，治療第一、二期病患，可選擇手術或放射線治療，擇一即可；治療第三期病人，可以運用手術，開完刀以後，假若病理報告有高微復發現象，再加入新的電療或是補助性的電療加化療方式。

也有醫生一開始不開刀，直接做電療，但是他認為，第三期直接做電療的效果可能不夠，所以加入化學治療，變成同步治療。到了第四期，開完刀以後，一定要再加補助性放射線治療，或補助性的放射線治療加化學治療。也就是說，有順序上的考量，不一定單就期別來判斷。

頭頸癌病人通常有兩種，一是原位癌症，多半不需太久時間就能完成治療；另一種是復發轉移。王宏銘曾遇到一位約近六十歲的男性舌癌病人，開刀後復發，脖子長了一顆很大的淋巴結腫瘤。開始時，他們沒有使用免疫療法，而是化療，結果一路惡化，脖子因為癌症細胞襲擊凹陷成一個七、八公分的大洞。後來他們啟動免疫治療，跟標靶藥物合併使用，甚至再加入短程放射線治療，結果一個月內，病患的腫瘤傷口竟然很神奇地縮小了！

林口長庚醫院放射腫瘤科主治醫師張東杰觀察，以前看到的病患多半是第三、第四期，現在卻是第一、第二期的病人有愈來愈多的傾向。

鼻竇癌症也是頭頸癌的一種，比較少見，很難檢查出來。長腫瘤的病人大都沒什麼感覺，除非骨頭痛，或是往上影響到神經，造成顏面神經問題，或是眼睛出現狀況才覺得不對勁，所以發現確診是鼻竇癌時往往是晚期，不像喉癌一般在第一、二期就能發現。此外，一旦有淋巴轉移現象，就需進行全身性治療了。

惡性腫瘤跟良性腫瘤的最大差別是，良性腫瘤只要拿掉就沒事了，惡性腫瘤很像樹頭，往下形成很多樹根，表面看起來好像都切除了，但二十年後又分裂出現，很難「除惡務盡」。所以，根除不是只切掉樹頭而已，也要把下面的根連根刨起。

以頭頸癌來說，如果看到樹頭（癌症位置），開刀至少要拿掉周圍一公分的範圍，如果切除不乾淨，邊緣還有癌細胞，一定會復發，風險非常高。也就是說，兩公分腫瘤幾乎要拿掉四公分腫塊的範圍，喉嚨後面如果切除四公分就形成一個大洞，吃東西、吞嚥或吞口水、講話都會是問題。

本身是質子及放射治療專家的張東杰表示，相較傳統的光子治療，質子治療的最大好處是，可以更精準地將腫瘤殺死，因為傳統的光子會穿到很遠很遠，質子有點像深水炸彈，到某個程度炸掉腫瘤細胞。質子治療甚至可以做到閃避正常器官，譬如使用放射治療鼻咽癌，主要戰地在鼻咽，就可以精準地瞄準鼻咽跟周圍頂多零點幾公分的組織，對唾液腺的傷害很小。因為一旦傷害到唾液腺，會造成牙關硬化或脖子硬化，那是一輩子的事，也可能造成頸動脈栓塞，最常見的就是嘴巴乾澀、口水變少，半夜要常起來喝水，甚至帶來聽力損失、耳鳴或重聽等副作用。

以口腔癌來說，一般不會建議病人立即做基因檢測，畢竟找到標靶藥物的機會太低了。林口長庚團隊針對口腔癌檢體基因研究，發現突變有太多種，不像肺癌或者乳癌有清楚的歸納結論，所以不會建議病人做基因檢測，相對來說幫助不大。同樣地，免疫療法和細胞療法也是如此。

衛福部稱細胞療法為恩慈療法，仍在研究階段。恩慈的英文是mercy，當傳統開刀手術、化療、放療、免疫、標靶都無法奏效時，便讓mercy上場，也就是細胞療法。

免疫療法對末期擴散到全身的頭頸癌症病患是有幫助的，施打之後可以延長病人生命。只是現階段的細胞療法仍在實驗性質，提供的是最後一線希望。細胞療法可以說是一、二十年前的免疫療法，仍在持續摸索、探測、研究。

在國外，免疫治療跟標靶治療是頭頸癌症全身性治療兩個不可或缺的武器，但在台灣健保給付制度下只能兩者擇一，而且標靶治療還有時間限制，如果病人經濟狀況不是很好，醫生的難處就是，無法依循著證據醫學提供最好的服務。

胃癌治療新法動態

現階段針對胃癌的治療是以癌症擴散期數來區分。早期胃癌只侵犯胃的黏膜層，因為淋巴轉移機會低，可考慮以內視鏡切除，無須全胃切除或部分胃切除手術。這兩種內視鏡手術稱為內視鏡黏膜切除術（EMR）及內視鏡黏膜下剝離術（ESD）。

第一期至第三期胃癌治療，首重手術。根據癌症擴散的範圍，可能採取切除或部分胃切除手術，加上淋巴廓清術。手術，可選擇傳統的開腹手術及傷口較小的腹腔鏡手術。

中國醫藥大學附設醫院消化醫學中心院長林肇堂建議，第一至三期胃癌病患在接受完整手術清除胃癌後，需繼續化學治療，以降低胃癌復發風險。若是手術時無法完全清除胃癌的患者，可考慮接受術後放射線治療，以降低胃癌局部復發之風險。

若為第四期（末期）胃癌患者，可考慮使用各種藥物控制，包含化學治療藥物（Fluorouracil、Platinum及Taxane）、標靶藥物（Herceptin、Cyramza），及免疫治療藥物（Opidivo、Keytruda）等。

放射線治療對於胃癌來說並不是最好的選擇，而免疫療法在胃癌的治療也不是那麼盛行，細胞治療目前還在實驗階段，尤其在胃癌治療的經驗不多。為什麼經驗不多？因為現有的治療方法，呈現效果都還不錯。

每個癌症的治療應該採取精準治療，意思就是為患者量身打造治療方法。

如何讓化學藥物治療在治療胃癌時出現的副作用更少？胃癌第一線及

第二線化學治療藥物為好復（Fluorouracil）、鉑金及紫杉醇，副作用為抑制血球、口腔或腸胃道黏膜破損，及周邊神經病變（麻痛）。在化學治療後，骨髓抑制部分，可以補充高熱量、高蛋白的食物，讓骨髓獲得足夠能量以製造血球。另外，在紅血球部分，可以補充富含鐵質的食物，像是深色蔬菜或是肉類及動物肝臟等食物。口腔或腸胃道造成黏膜炎時，保持口腔清潔的習慣，三餐飯後及睡前使用軟毛牙刷或棉籤溫和清潔，每天攝取適量的水分，適當補充維生素B和C以幫助傷口癒合。國內外臨床試驗也證實：口服左旋麩醯胺酸（Glutamine）可以改善化療後的口腔及腸道黏膜破損、幫助修復，以及縮短恢復時間。

目前應用在胃癌的標靶藥物大致分為兩類：一個是賀癌平（Herceptin），Herceptin是一種單源抗體，標靶蛋白為HER-2 / Neu抗原，而HER-2 / Neu抗原是一種致癌基因（oncogene），只要癌細胞表面有過度表現HER-2 / Neu抗原，便有機會被抑制或消滅。近年來臨床發現，台灣約六至一〇%的胃癌病患的細胞上有HER-2基因過度表現，若針對這個族群的病人使用賀癌平（Herceptin）合併傳統化學治療，就可以提升治癌反應率及存活時間。

另一個標靶藥物是欣銳擇（Cyramza），為對抗癌症血管新生的單株抗體，可以阻斷癌症血管新生，達到抑制腫瘤生長的目的，也會使腫瘤附近的新生血管回復較正常的滲透壓，同時使用的化療藥物就能到達腫瘤細胞，達到抑制的效果。目前已經在國內取得用於治療轉移性胃癌的適應症。

目前放射線治療對治胃癌的成效不大，大部分集中在因晚期發現、但無法切除的局部，或無法切除乾淨的胃癌病患。更精準、深入的放射治療技術是強度調控放射治療（Intensity-Modulated Radiation Therapy），可盡量減少傷害附近的正常組織。目前仍沒有足夠證據顯示質子刀或重粒子刀比傳統放射治療方式更好。

免疫治療在胃癌上的藥物有保伏疾（Opidivo）及吉舒達（Keytruda）等，免疫檢查點抑制劑主要作用機制是用靶向 PDL-1 的單株抗體，透過阻斷PD-1，來增強T細胞攻擊癌細胞的功能，從而抑制腫瘤生長。過去，免疫治療用於治療第三線胃癌，近年來已證實在HER-2 / Neu基因陰性的患者，可和化學治療合併使用，延長存活時間。目前免疫治療已取得在轉移性胃癌治療的許可證。

細胞療法一般是從血液或腫瘤中分離出免疫細胞，將這些細胞在體外培養後，再輸回患者體內攻擊腫瘤。也可經由基因工程改造後，使免疫細胞表達腫瘤特異性受體，再經培養後輸回患者體內。能運用於細胞療法的細胞包括自然殺傷細胞（簡稱NK細胞）、淋巴因子活化殺傷細胞（簡稱LAK細胞）、細胞毒性T細胞（簡稱CTL細胞）、樹突狀細胞（簡稱DC細胞）等。

目前，檢測腫瘤細胞內基因成為一種個人治療（精準治療）的趨勢。同樣是第四期（末期）胃癌病患中，腫瘤細胞內之表現不同基因（HER-2 / Neu）及不同免疫指標（PD-L1 MMR status），所選擇的第一線治療藥物可能不同，可見基因檢測在選擇腫瘤治療藥物的重要性。

如何執行呢？先取病人的胃癌細胞做基因檢測，發現有哪幾個基因發生突變，再把突變的基因報告轉給腫瘤科醫生，腫瘤科醫生確認患者有這幾個基因的突變，選擇針對這些突變治療的化療藥物。這就是利用自己的癌細胞量身打造選擇癌症的化療，或者是標靶治療的藥物。

婦科癌症治療新法動態

醫界有一種說法：檢疫世紀來臨！早期檢測、早期發現，治療率提高，甚至可以跟癌症說再見。

確診罹患子宮體癌第一期機率約七〇％，多半透過手術清除，五年存活率約九五％，第二期存活率約七七％，即使到了第三期，如果能使用放射加上化療，也有六一．五％存活的機率，到了第四期就如斷崖般，陡然下調到十八％。

天下沒有白吃的午餐，只想得到好處卻不願意擔負風險，這是不可能的，當醫師依照病情的程度評估需要參加臨床試驗，病人要盡可能參與。舊的治療方式存活率也許僅有五〇%，但透過新的治療方式可能提高到九〇%。一、二期裝有荷爾蒙接受器的人，沒有所謂血管淋巴管陣痛，細胞不是特別僵硬型、分化良好的，就可以像乳癌用荷爾蒙對抗的方式加強治療，如果不是，有局部擴散風險的，就加強放射性治療。

全身性風險的病人要做化學治療，如果是三期、四期就合併治療。第四期病人體內會跑出很多錯誤的蛋白質細胞，這時就是免疫療法進入的好時機。子宮體癌症三期也有標靶藥物，可以跟著樂衛瑪（Lenvima）一起使用，這對於子宮內膜癌晚期和再發轉移的病人，提供了很好的新治療管道。

如果以上的治療方法都無效，可能要做基因檢測。以長庚醫院臨床試驗為例，是將病患外顯因子全部分析，再檢查看看病人有幾個突變基因具備新抗原，長庚醫院要求要到二十個新抗原，才做細胞治療。細胞治療就是利用病人腫瘤細胞突變，培養新抗原跟免疫細胞，然後找出治療效果最好的一株，打回病人身上，對抗身上的腫瘤細胞。

更進一步的做法是，讓體內細胞從免疫細胞抗原中「被教育」記憶細胞，理論上就是希望幫病人守護一生，這才是真正所謂檢疫世紀的來臨！

甲狀腺癌症治療新法動態

對於甲狀腺癌症來說，免疫療法仍舊不是選項之一，原因有二：一是還停留在臨床試驗階段，沒有真正在臨床上廣泛使用，儘管有些數據結果，但效果尚未明朗化。換言之，醫生沒有辦法確定對哪些病人是有幫助的，只能試試看；另一原因是，健保沒有給付，費用昂貴。

現在有所謂精準醫療，希望透過化驗腫瘤細胞找到可用之藥。

在基因檢測上，尤其是從病人腫瘤取下的基因突變檢測，對於甲狀腺癌來說很重要，特別是對嚴重的病人。因健保之故，可能只做一些基因檢測，若要做很多基因突變檢查多半須自費。

基因突變檢查對於早期甲狀腺癌的病人未必有幫助，因為早期發現，開刀也許就可以拿掉了，或是在放射碘治療之後就很穩定，只要定期追蹤。但是對於病況嚴重的病人，或是後來復發轉移的患者，那就是救命仙丹。

不論是新藥開發或是舊藥利用，都是在危機裡找機會。甲狀腺癌中有一種未分化癌，美國甲狀腺協會（ATA）提出可以用一些標靶藥治療，但必須是BRAF mutation原基因突變（編註：RAS蛋白質更下游的反應蛋白質，在大腸直腸癌中，此基因發生突變機率約五％左右），使用該藥物就能達到療效，臨床上已經開始讓病人使用。

健保給付的標靶藥品有兩種，一是蕾莎瓦（Nexavar）、一是樂衛瑪，近一年再給付髓質癌的藥物。髓質癌病人除了開刀之外，沒有其他治療方法，如果不能開刀就是靠標靶藥物治療。

皮膚癌症治療新法動態

開刀切除是皮膚癌最基本的治療方法。基底細胞癌幾乎不太用得到標靶藥物，鱗狀細胞癌也不太會，反而是化學治療有時可以控制住；黑色素瘤用化療，一般效果不是很好，通常是盡快把癌細胞切掉，或是考慮免疫治療。

開刀之後，下一步也許考慮標靶或者免疫治療。標靶治療，首先要檢查病患的基因有沒有突變，取腫瘤標本檢測，如果沒有突變，藥用了沒影響。免疫治療當然不是百分百神奇，有成功案例，也有失敗的、產生副作用的，就跟化療一樣。

至於放射性治療對皮膚癌症多多少少有幫助，但都不是最好的治療方法，所以通常很少加上放射性輔助治療，就是因為效用有限，不是做完就可確定沒事。

一般來說，基底細胞癌要變成第四期的機會很少，因為不太會跑出去，如果真的到了第四期，通常已是多端、遠端轉移。如果長在一個位置，擴散變大就是二期；跑到淋巴腺，一般分類就是三期；若是局部淋巴腺發現且多處擴散，就是四期。

不同癌症的存活率差距很大。以黑色素瘤為例，到了第四期，病人存活就是幾個月的事情。不過，這並非絕對數值，也有患者的癌期明明很晚了，仍存活很多年，原因是用藥後反應良好，身體承受得了。令人欣喜的是，治療方式的進步，的確帶來了更多可能性。

PART 4 與癌症共存的新生活指南

過去，一旦聽到醫師說「你得了癌症」，
幾乎就是宣判了死刑，令人驚駭不已。
然而，在與腫瘤細胞對抗的漫長旅途上，
如今不是因為聽多而不怕了，
而是在早期篩檢和一層層漸進式認知強化，
與醫療技術進步之下，
再配合與癌症共存的新生活運動，
每位罹癌者都有機會從逃兵變成手持槍與盾的抗癌戰士。

癌症之所以令人恐慌，來自於其捉摸不定。三軍總醫院大腸直腸外科主治醫師饒樹文分享一個例子，一位非瘜肉大腸直腸癌的患者，因為HNPCC家族基因突變導致身上也有其他兩種癌症，也就是一個人身體內有三種癌細胞。

「一個家族裡面，三個人得到不同癌症，沒什麼好大驚小怪的，但一個人同時得到三種癌症著實罕見。」饒樹文的敘述說明了癌症先天好發的特質。雖然基因突變不可測，但不可否認，我們生活的這個時代，致癌危險因子幾乎無所不在，即使已經盡量少接觸，罹癌陰影仍揮之不去。如果發現時不幸已是末期，配合癌症新生活運動，至少可以讓生活保有一定品質，不在層層打擊下支離破碎，絕對是更好的選項。

誠如林口長庚醫院放射腫瘤科主治醫師張東杰所言：「想活得有品質，活得有尊嚴，你要學習跟醫生共享決策，知道自己到底需要什麼，包括療後生活和治療方法。」

張東杰分享了一個故事，是他二十年前一位病人。當時那位病人約四十歲出頭，羅患深水區的鼻竇癌，腫瘤大到已經侵犯到眼睛下部位，為了根除癌症細胞，幾乎是將右邊的臉整個挖掉，也因為拿掉眼球，醫生補了一塊肉上去。手術完後繼續做放射性治療，好不容易保住一條命。

患者成功控制住癌症，每次回診時也恢復得很好。「可是她一輩子都不是很快樂，因為帶小孩到幼稚園上課時，小孩非常嫌棄。」張東杰回憶道：「小孩對她說：『同學都說你是魔鬼，像鐘樓怪人，妳不要再帶我去學校了。』」童言童語、直言不諱，卻字字如刀，割在一位母親心上。

先生工作，她是全職主婦，後來為了孩子不被嘲笑，她會在快到學校的巷口前讓小孩下車，看著孩子進學校才離開。當時，這位病人要開刀時掙扎了很久。

「除了篩檢、治療之外，對病人而言，什麼是最好的生活品質，很重要。」張東杰語重心長地提醒。人生的競爭無非是觀念的競爭，一瞬之念、一念之間，天差地別。從物理到心理，癌症新生活運動正在上路，以下是你不可不知的十二件事。

▼癌症治療已經是團隊工作

美國醫界在一九七一年成立腫瘤內科，中央研究院於一九八六年提供一個訓練計畫，請國外腫瘤科專家來台灣訓練年輕醫生，一九九〇年才在中華民國癌症醫學會成立腫瘤內科專科，所以腫瘤科在台灣其實是「很年輕」的科別。

一九九〇年到二〇二二年，至今不過三十多年，值得玩味的是成立的理由：癌症人數逐年增加，致使腫瘤科領域發展太快，另一方面，年齡老化也讓腫瘤領域知識跟研發發展迅速。所以，醫學界普遍認為，需要專門的腫瘤科醫師來處理癌症病人，這幾年則進一步演變成「多科跨團隊」治療。

林口長庚癌症中心主任王宏銘表示，從早期的化學治療跟荷爾蒙治療，到標靶藥物、免疫治療方法出現，如今病患照顧品質也是其中一環。「非常講究跨科合作，而且每一科都很專精。」他剖析。

腫瘤內科負責前端性治療，包括副作用的評估，譬如臨床運用不過十年的免疫治療，對於非專業的醫師而言可能還難以掌握，外科、放射科各司其職。到了癌症末期，醫療方法用到極限，治好不是終極目標，預後的安寧照護也需要專業分工。每個團隊都有一位個案管理師串接、整合。

以林口長庚醫院為例，十七種腫瘤類別就成立十七支癌症團隊，每支團隊有各科醫師，都有專屬個案管理師。當病人切片檢查後確認是癌症，個案管理師就會負責縱向串接外科、放射科和腫瘤內科間的聯繫；橫向則是病人治療之路的開展，例如回答病人疑問，開刀前進行的檢查，以及做完檢查、治療後的追蹤、可用資源和衛教等等。一改過去病患進醫院不知道找什麼專科，茫然無所適從的窘迫與焦慮。

林口長庚醫院頭頸部腫瘤科主任康仲然直言：「個案管理師可以讓患者第一時間明白即將面臨的許多細枝末節，如果病人一時無法消化或回去才冒出疑問，也都可以提出，病人不會在知道病況後只感覺恐慌、無助。」跟所有疾病一樣，最怕的就是因為害怕而延遲治療，這也是個案管理師的存在意義，及一個團隊一起跟癌症患者作戰的目的。

「我最擔心遇到灰心的患者，因為灰色的心最難治。個案管理師會知道患者擔心什麼，提供建議，遵循率就能完整。通常癌症能否治好，不在於使用多新穎的治療方式，畢竟答案就在那裡，可是對患者來講，這是他們的命、他們的天，一旦能得到完善解答，勇氣大增，自然提高存活率。」根據康仲然的觀察，個案管理師明白患者的狀況，患者甚至可以透過通訊軟體等，有問題直接提出，不會滿肚子疑問無人解、一顆心懸在半空中。

▼別讓 Google 成為醫生的最大「敵人」

張東杰醫師提到他的老師曾有一位擔任教職的患者，因為手術順利，於是就建議病患隔天就可以出院了，沒想到當日聽聞她清晨時分從自家十三樓跳樓而下，就墜落在屋簷遮雨棚上。後來才了解她不知道自己出院後如何面對生活，極度惶然不安。這位患者的狀況可以說是癌症病人治癒後可能的縮影。

現在很多醫院會提供癌症病人出院評估表，包括在家裡可以聯絡醫院的個案管理師，畫出醫病關係的樹狀圖，而且是從病人立場出發，從檢測癌症的那一刻到預後，整個過程都考慮到了。對於病患，可能是一句簡單的話、一聲問候，至少就能讓他知道怎麼面對。良好的醫病關係可以降低病痛帶來的不安和恐懼，而不是變相抵觸，病人惶恐、求教無門，甚至到處求神拜佛，或者上網 Google 一堆不相干的訊息。

許多醫師不約而同表示，通常知識水平愈高的人愈是依賴 Google 的資訊，卻又常選擇負向那一面，難免變成收集愈多網路資訊愈是悲觀。這樣的患者只要一進到門診，厭世的氣場是任何人都感受得到的。

「現在醫師的天敵就是 Google，醫生講的沒有 Google 講得好！」康仲然苦笑道。「重點是 Google 的訊息不見得都是正確，更多是人云亦云、未經求證的內容。」他無奈地表示。

如何在診問與醫師達到良好溝通呢？提供一個簡單方法：回家後把新發現的症狀或是滿腹疑問寫下來，詳細記錄，回診時請教醫師，一個小細節也可能是救命關鍵。

別過度依賴同一類食物或保健品

美國有兩位心臟科醫師因為吃魚可以預防心臟病的研究，因而被提名為一九六八年諾貝爾獎候選人。

之所以會研究吃魚和心臟病的關係，是因為他們到阿拉斯加開業時，竟然沒有患者上門求診。多方觀察鑽研之後，發現關鍵是愛斯基摩人大量食用魚類，體內 Omega3 含量很高，因此證實了 Omega3 有保護心臟的效用；但是 Omega3 也抗凝血，很多愛斯基摩人滑冰摔倒，一撞到頭，就很容易因為大量出血死亡。

許多對心臟好的食品、保健品也很容易造成出血情況，像阿司匹靈可預防心臟病，但也抗凝血。很多心臟科和腦血管神經科醫生，為預防病人腦中風，會開阿司匹靈處方，不料反而讓患者面臨出血性腦中風的風險，例如企業家溫世仁，據聞他天天吃魚，後來腦溢血導致腦幹出血，很快就離世了。如果不知道這些關聯，萬一病人要開刀，或是突如其來的車禍大量出血，就可能產生致命危險。

許多研究指稱，葡萄酒可以預防心臟病，但是葡萄皮上有一種白藜蘆醇，有抗凝血作用，所以葡萄、蔓越莓、小藍莓等漿果類也會造成血液不凝固；另外，菇類、木耳也有抗凝血作用。

各種食物有益處的同時，不免有些相應的其他效果，所以飲食攝取重點是：好的東西要吃對，不要天天吃同一種東西。

多數醫生都建議：健康飲食，多吃蔬果，少吃紅肉，當然也要注意蔬菜種植所用的農藥和肥料含量，認識蔬果的生產履歷。肥料裡有氮，氮被蔬菜吸收進去變成亞硝酸，為的是促進植物趕快長大，但也會造成致癌物。所以同樣東西食用過多，就是不斷累積毒素，自然會觸發致癌危險因子。

林口長庚醫院癌症中心主任王宏銘分享他看門診時常遇到的情況：先生罹患癌症，因此太太嚴格控管先生的飲食。一般人的觀念是，治療癌症時，「吃得營養」是很重要的，但是適量才能讓食物發揮最大效益。如果夫妻為了吃什麼起爭執，甚至一方堅持、一方絕食抗議，免疫力想當然耳不會加強，所以適當、適量、多變化才是讓身體獲得營養的好方法。

除了飲食之外，運動也是增強免疫能力之道；此外，保持心情愉快、適度發洩壓力，「這些都是大方向，千萬不要要求自己或患者一定要做到百分之百，造成心情不愉快，如此一來就本末倒置，免疫力是強不了的。」這是他多年門診的體悟。

別經常觸發危險因子

生活中有哪些被常忽視卻極易觸發的危險因子呢？

從研究數據可以發現，女性肺癌患者有上升趨勢，追根究柢，油煙是禍首之一。禍首之二可能是台大癌醫中心分院副院長陳晋興提醒的，熱水澡洗太久。現代化的自來水為了消毒加入氟，自來水在加熱過程中，促進致癌物三氯甲烷大量合成，使空氣中三氯甲烷濃度提高，致使人體在洗澡時不小心吸入。有一個辦法可以解決，就是加過濾器將氯氣濾掉，或者溫水快洗。禍首之三則是空氣汙染。

那麼其他癌症的危險因子呢？其實到處可見，生活在現代社會的我們只能盡量避免不觸發，沒辦法做到完全隔絕。林口長庚醫院癌症中心主任王宏銘說，常常有治療好的病人問他要怎樣避免復發呢？他的回答很有哲理：「復發的機會就是零跟一百兩端，有復發跟沒復發，不是嗎？」

與其每天擔心煩惱，不如就正常過日，因為醫生不行也不可能給病患絕對的答案，每個人可以做的就是健康飲食、勤做運動、保持心情愉悅這三大方針。「做你做得到的事情，不讓癌細胞復發是你沒有辦法掌控的事情，就不要糾結，不要碰觸危險因子的開關，自然而然就能抗癌。」他解釋。

從癌症發生過程反推來看，一旦接觸到致癌物質，癌細胞產生變化而突變時，還需要反覆密集的外來刺激，才會形成惡性腫瘤癌細胞，大部分的時間是不會產生癌症的，除非是先天遺傳性基因突變。

風險管理不等於精準治療

「風險管理不等於精準治療！」中國醫藥大學附設醫院消化醫學中心院長林肇堂分析，並不是所有癌症都依照第一期到第四期的順序發展。以胃癌晚期來說，大部分癌細胞已經擴散，需要進行全身性治療，就算將整個胃拿掉也沒用，而是再加上化療、標靶治療或者免疫療法等等。

問題是免疫療法必須自費，一個療程可能需要三、四百萬，大部分的患者都無法負擔，醫生常常只能在健保給付範圍內，給患者最好的治療。

相較化療的效果，如今的標靶治療或許可以多存活兩個月，副作用則是，最嚴重時病人必須躺在床上，每天打不同的點滴，依照發燒狀況也會產生不同的副作用。病人雖然多活了兩個月，但是真的代表這個療法比較好嗎？還是把握僅剩的兩個月，好好做自己想做的事呢？每個人都有各自的選擇，沒有標準公式可套用。

所謂的基因檢測，一種是罹患癌症風險檢測，受檢者來到健檢中心抽取血液，醫師拿受檢者的血液進行白血球基因檢測，算出得到胃癌的風險。另一種是選擇癌症治療基因檢測，屬於精準治療，舉例來說：當一位第三期胃癌病人開刀後，後來又淋巴轉移，患者問腫瘤科醫生可以化療嗎？醫生於是拿胃癌細胞做基因檢測，依照突變報告選擇治療方式。

做了罹患癌症風險檢測可能會發現，得到胃癌的風險比平常人多了一．六倍或者是一．七倍，得到大腸癌的機會相對他人是〇．九倍，或者得到乳癌的機會是三．二倍，這些數據並不代表生命從此變天，而是風險管理的參考。

風險管理的用意不是發現癌症，而是預防。

先認識免疫療法，再想想我適合嗎？

針對癌細胞治療，人類有自體免疫力的道路可走，但是癌細胞會釋放訊息欺騙那些原來應該攻擊癌細胞的免疫細胞。免疫治療就是將原來抵抗的檢查點，本來被癌細胞抑制住的地方，重新打開檢查點，讓抵抗力重新活化，以殺死癌細胞。

皮膚癌症中的黑色素瘤是免疫療法的開端，現在最大的應用改變還包括肺癌、三陰性乳癌的末期治療，甚至二〇二〇年發表的易華恩（EPN）免疫檢查點抑制劑對肝癌也很有效。當然還有一些癌症的免疫療法正在持續研究中，尚未應用在臨床上。

免疫細胞有很多種，免疫細胞治療就是原本體內攻擊癌細胞的免疫力力量不夠，所以才會打輸，於是將細胞抽出來做特殊加強訓練，拜師學藝將降龍十八掌學會了，再放回體內，用新招式將癌細胞殺死。

基因檢測療法是「以毒攻毒」的解法

以新冠肺炎為例，為什麼有人得了沒事，有人得了卻很嚴重？一樣年紀的前提之下，難不成跟這個人的免疫抵抗力有關？還是因為有其他慢性病？話說回來，有些慢性病者一樣安然過關，有些慢性病者卻躺床不起，原因錯綜複雜，也或許只是比例問題。

愈單純的基因突變，愈有辦法治療，最常見的是血癌。美國有藥廠根據小朋友的血癌基因進行治療，藥廠跟病人開出的條件是：醫不好免費，醫好才付費。治好了，十幾萬美金（大概一千五百萬台幣）的費用。姑且不論高價醫療費用，主要是想讓大家知道，量身訂製的治療方法已經現身我們的時代了。

成年人罹癌，往往是因為暴露致癌物中已有一段時間，長久累積進而產生癌症，所以基因不只有一、兩個變化，而是很多突變。一般來說，年紀愈小或是血癌病變，癌症基因變化就愈單純；年紀愈大，腫瘤就會長得愈大。這也是基因檢測療法的由來，取患者的腫瘤細胞做基因檢測，從自己的腫瘤細胞中找到特殊解方，以毒攻毒。

癌症判別不能僅重期數

多數時候，判別癌症是以期別來看，可是肝病防治學術基金會總執行長楊培銘提醒，顆數、大小和轉移位置也是參考指標，彼此是有關係的，不能單獨視之。以肝癌來說，發生在第一期可能有三顆腫瘤，但都很小，小於三公分；或是左右兩葉都有，可能有五、六顆腫瘤，也許已經到第二期。

不同期別會影響治療方法，第三期癌症病人不一定要做化療，相對來講，第一、第二期也依照腫瘤的大小，不代表不用化療只用開刀清除就好，也有患者的腫瘤很小，是第一期，但是只要癌症細胞鑽得很深、侵犯的破壞力很強，就符合追加電療、化療等治療方式。

控制好就不怕副作用來襲

跟癌細胞抗戰，對醫生和病患來說，都不是一條好走的路。不過，治療方式對了，本來切不掉的腫瘤也能變成可以切除。施打化療時，注意各方營養來源，切記不要吃生冷食物；病患手腳容易麻木，盡量不要碰冷水或冷空氣；每次施打之前要注意白血球變化，尤其嗜中性球（ANC）不要小於一千五百指數；避免感冒。

三軍總醫院大腸直腸外科主治醫師饒樹文剖析：「只要控制得好，比較不容易有副作用。如果第四期了，我們更希望患者能與癌症和平共存，施打化療也不會影響太多，又能控制癌症腫瘤不長大，即使沒辦法消滅殆盡，能夠與癌共存會是當下最好的休戰局面。」

還有一點，不要過度杞人憂天，擔心是一種負能量，無形中很可能「嚇」死免疫細胞，在盡可能充分認知癌症的情況下，面對它、接受它、處理它、放下它，害怕焦慮是一天，快樂面對也是一天，當然要盡可能開心過日子。

▼實支實付保險補足醫療負擔

國際知名女星安潔莉娜・裘莉最為人津津樂道的，莫過於知道自己有家族基因遺傳病史後，在四十歲時動手術切除乳房，杜絕癌細胞亂竄的可能性。

如果她六十歲才發現家族基因遺傳史，切除乳房的意義就不大了，因為切除乳房時機，六十歲的人跟四十歲的人，預期存活壽命是不一樣的。在這樣的情況下，很多人會問：我還不到五十歲罹患乳癌，可能有遺傳基因問題，要不要做基因檢測？我女兒呢？

台大醫院外科部主任黃俊升提醒一件事：如果做了基因檢測發現有基因問題，治療方式可能多一種選項，萬一治療效果不好，起碼多一個藥物可選。至於要不要告訴下一代，因為這種基因遺傳屬於顯性遺傳，女兒有一半機率會得到，要考慮的層面就更多。

針對HER2陽性乳癌的標靶藥物，如果淋巴沒有轉移，健保是不給付的，一年下來費用差不多八十萬元。近期有生物相似藥，不是原廠藥，品質也很好，如果患者願意使用，自然因為量大而價格下降。畢竟，要國家健保扛這麼多新藥的價格也是很辛苦的。

古道熱腸的醫生們針對治療和負擔的費用這般說明和建議：「我都告訴我的病人，尤其是陪同病人一起來的家人，要買保險，而且是實支實付的保險，如此一來，生病的時候所花的費用就交給保險公司來扛。」

▼尋求第二方意見

許多醫師都強烈建議：政府提供的四大篩檢，年紀到了就接受檢查，為身體狀態把關。

再者，要相信專業的醫師。台灣的醫療制度相對完善，從診所到中型、大型醫院，哪裡不舒服找醫生看病一點都不難，也因此養成很多病人看醫生像逛百貨公司，A診所看完跳B診所，B診所看一個禮拜不好又跳C診所。

從另一個角度來看，如果固定給一位醫生看診，一段時間後，醫生會發現你的症狀怎麼都沒有改善，從專業角度自然會慢慢想到癌症可能性，建議你做篩檢。假設在一年內，你換了一、二十個醫生，每個醫生都覺得好像是感冒，又沒有進一步做健康檢查，這一拖就不知道拖到什麼時候了。

確定罹患癌症了，盡可能保持冷靜，因為癌症不是急性病，不會因為晚一個月跟早一個月治療就造成極大差別。如果不能接受這個醫院的治療方式，譬如醫生建議全喉切除，但是你心生遲疑，可以換個醫生或換個醫院，聽取第二意見，但是千萬不要吃草藥、試偏方，不行了才再回診，原來治癒率可以很高，因為走偏方，很可能延誤，甚至錯失最佳治療時機，讓病情更嚴重了。

一直換醫生還會形成一種情況，每次都要從頭開始，不僅可能耽誤病情，也無法提早發現、提早治療。

即使末期，生活品質操控在我

癌症治療的選擇，最重要的是：清楚自己所做的選擇。這是許多醫生的回饋，唯有如此，不論治療之旅如何畫上句點，至少是病人心甘情願的。日後，癌症的治療選擇勢必愈來愈多元，沒有絕對最好的，換句話說，即使在研究上提到療法的效率與對腫瘤的控制程度，同樣需付出其他的代價，例如金錢、時間和體力，以及家屬的照護。存活是一個指標，但不是唯一指標，有人選擇活得好，而不是存活下來。

以世界衛生組織系統規範來說，癌症用藥可以增加存活率，如今的確有愈來愈多末期治療新藥可以延長壽命，但病患可能要服用很久，造成經濟負擔過大，例如免疫藥物對肝癌末期很有效，但是兩年療程的花費將近

三、五百萬元，並非多數人的能力可及。

很多醫生直言：生命是不等價的。聽起來刺耳卻真實不二，無論如何，至少我們能掌握自己對生命和生活品質的要求，在多數時間當個遵循醫囑的好學生，卻不必做到百分之百嚴格把關，保有空間，突然想吃個什麼就行動，心情愉快，一樣可以自在生活。

【後記】

知己知彼，方能百戰百勝

在邁入二十一世紀第二個十年的現在，癌細胞找到了一種「最佳」的表達方式；同樣地，人類在與之對抗的過程中，也從一度的落寞挫敗者，晉升為與之共舞者。當然，前提是認識它，尋獲發現的動力，進一步攻守兼備。

從採訪、整理到邏輯爬梳，企畫成冊，於我而言是一份「禮物」。

整個過程大半時間，都在新冠疫情肆虐台灣最嚴峻的時刻中度過，穿越原本應該是熙熙攘攘、人聲鼎沸的醫院大廳，取而代之的是一片靜寂和飄散在空氣中的酒精味道與緊張感，頓時感覺到生命無常正遞嬗為一種日常；看到受訪醫生們擔憂病患因為疫情延緩就醫，或是無法及時複診的焦慮，不免揪心。

這份「禮物」是眾生教我的。

當我們早已習慣方便、忙碌和效率時，一旦生活中的行動和種種行為被迫停止了，恐懼，悄然爬上心頭。這不也是癌細胞演變成長的寫照嗎？長期處於危險因子之中，促發它慢慢發炎，最後形成惡性腫瘤，再加上疏於關照身體，終於，它，反撲了！恐懼，就如藤蔓般，纏繞著被癌細胞侵襲的身體。如此的疊影，既寫實又有既視感。

千金難買早知道。在書的最後，也是感觸最深之處，亦是互相提醒：眾生道裡人命有貴賤是不爭的現實，所以更要好好愛惜自己、照顧自己，才能完善自己且利他。目前健保給付的四大檢測，定時實踐之外，每年健康檢查時多加一、兩個自費項目，更完整了解自己身體的變化，也是一種定期「回廠保養」的概念。而且，千萬不要輕忽身體突然出現的小症狀，那或許就是一種提醒。

當然，可能不時有聲音跑出來干擾你，這個阻礙或許是：工作太忙、我是家中的經濟支柱不能倒下、不檢查沒事怎麼一查全身病等等，種種內心信念都成了動力的絆腳石。更何況，壽命延長、飲食精緻與環境惡化等危險因子，也是癌細胞跑出來擾亂、重中之重的觸媒。

這本書只有一個最簡單的道理：學習誠實面對真相，不管結果如何。正面以對，才能看清楚問題結構，找到因應與解決之道；更能「心靈轉換」，換一種態度看待早已被妖魔化的癌症。觀念的理解和轉換，在醫生們分享的病患故事中，我們已經發現這不是載言說理，而是真正發生的事實。

從啟頁走到最後一頁，一路過來並非原本所想像，我卻得到滿滿的福分。當然，感謝發行人梁永煌的提醒，他是這本書付梓成冊的推力。

「世上沒有絕對的善與惡，差別只在於強者與無法分清事實的弱者。」這是著名小說《哈利波特》中佛地魔說過的名言。面對生命的未知，唯一的武器就是覺知，才能無所畏懼。癌症變成慢性病的時代已經到來，有一天或許可能真正要走到與之共舞狀態，在此之前不妨先翻翻這本書，先認識它，知己知彼才能百戰百勝！

國家圖書館出版品預行編目資料

如果不是那一次檢查，我已不在人世：贏得十倍存活率的癌症真相 / 黃亞琪著 . -- 初版 . -- 臺北市：今周刊出版社股份有限公司，2022.3
240 面； 14.8×21 公分 . -- (健康人生系列；11)
ISBN 978-626-7014-31-8(平裝)

1. 癌症 2. 預防醫學 3. 生活指導

417.8　　110020676

健康人生系列 011

如果不是那一次檢查，我已不在人世
贏得十倍存活率的癌症真相

作者群　林肇堂、邱文祥、陳昭旭、陳晉興、陳瑞裕、康仲然、黃俊升、楊培銘、賴瓊慧、饒樹文
主　筆　黃亞琪
副總編輯　鍾宜君
協力編輯　周旻君
行銷經理　胡弘一
行銷企畫　林律涵
封面設計　FE 設計
內文排版　龍虎排版
校　對　呂佳真、李韻

出版者　今周刊出版社股份有限公司
發行人　梁永煌
社　長　謝春滿
副總經理　吳幸芳
副總監　陳姵蒨

地　址　台北市中山區南京東路一段 96 號 8 樓
電　話　886-2-2581-6196
傳　真　886-2-2531-6438
讀者專線　886-2-2581-6196 轉 1
劃撥帳號　19865054
戶　名　今周刊出版社股份有限公司
網　址　http://www.businesstoday.com.tw

總經銷　大和書報股份有限公司
製版印刷　緯峰印刷股份有限公司
初版一刷　2022 年 3 月
初版四刷　2022 年 5 月
定　價　380 元